Educação física
e envelhecimento

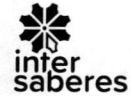

Educação física
e envelhecimento

Rosemary Rauchbach
Neila Maria de Souza Wendling

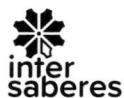
inter saberes

Rua Clara Vendramin, 58 • Mossunguê • CEP 81200-170 • Curitiba • PR • Brasil
Fone: (41) 2106-4170 • www.intersaberes.com • editora@intersaberes.com

Conselho editorial
Dr. Alexandre Coutinho Pagliarini
Dr.ª Elena Godoy
Dr. Neri dos Santos
M.ª Maria Lúcia Prado Sabatella

Editora-chefe
Lindsay Azambuja

Gerente editorial
Ariadne Nunes Wenger

Assistente editorial
Daniela Viroli Pereira Pinto

Edição de texto
Monique Francis Fagundes Gonçalves

Capa
Laís Galvão (*design*)
Luana Machado Amaro (adaptação)
Liderina/Shutterstock (imagem)

Projeto gráfico
Luana Machado Amaro

Diagramação
Maiane Gabriele de Araujo

Equipe de *design*
Luana Machado Amaro
Laís Galvão

Iconografia
Regina Claudia Cruz Prestes

Dados Internacionais de Catalogação na Publicação (CIP)
(Câmara Brasileira do Livro, SP, Brasil)

Rauchbach, Rosemary
  Educação física e envelhecimento / Rosemary Rauchbach, Neila Maria de Souza Wendling. -- 2. ed. -- Curitiba : Editora Intersaberes, 2023. -- (Série corpo em movimento)

  Bibliografia.
  ISBN 978-85-227-0445-3

  1. Educação física – Estudo e ensino 2. Educação física para idosos 3. Envelhecimento – Aspectos fisiológicos 4. Exercícios físicos – Aspectos fisiológicos 5. Saúde – Aspectos nutricionais 6. Sistema nervoso – Fisiologia I. Wendling, Neila Maria de Souza. II. Título. III. Série.

23-142671   CDD-613.7

Índices para catálogo sistemático:
1. Educação física: Terceira idade : Promoção da saúde   613.7
2. Terceira idade: Educação física : Promoção da saúde   613.7

Cibele Maria Dias – Bibliotecária – CRB-8/9427

1ª edição, 2018.
2ª edição, 2023.

Foi feito o depósito legal.

Informamos que é de inteira responsabilidade das autoras a emissão de conceitos.

Nenhuma parte desta publicação poderá ser reproduzida por qualquer meio ou forma sem a prévia autorização da Editora InterSaberes.

A violação dos direitos autorais é crime estabelecido na Lei n. 9.610/1998 e punido pelo art. 184 do Código Penal.

Sumário

Apresentação • 9

Organização didático-pedagógica • 13

Capítulo 1

Facetas do envelhecimento • 17

1.1 Conceitos e classificação • 20
1.2 Envelhecimento social • 24
1.3 Envelhecimento psicológico • 26
1.4 Envelhecimento funcional • 28
1.5 Autonomia e independência • 32

Capítulo 2

Envelhecimento fisiológico e exercício • 41

2.1 Sistemas cardiovascular e pulmonar • 44
2.2 Sistema nervoso • 47
2.3 Sistemas metabólico e endócrino • 49
2.4 Sistema locomotor • 52
2.5 Sistemas tegumentar e sensorial • 54

Capítulo 3

Benefício dos exercícios físicos • 65

3.1 Exercícios cardiorrespiratórios • 72
3.2 Exercícios resistidos • 78
3.3 Exercícios de flexibilidade • 85

3.4 Exercícios de equilíbrio e outras valências físicas • 89
3.5 Exercícios cognitivos • 96

Capítulo 4
Fatores intervenientes na prática do exercício físico • 109
4.1 Fatores ambientais • 112
4.2 Fatores nutricionais • 114
4.3 Fatores farmacológicos • 115
4.4 Fatores patológicos • 119
4.5 Fatores neurológicos • 122

Capítulo 5
Níveis de envelhecimento e capacidade funcional • 129
5.1 Níveis de envelhecimento • 132
5.2 Avaliação física em idosos • 135
5.3 Prescrição de exercícios • 146
5.4 Interdisciplinaridade na atuação • 149
5.5 Didática para idosos • 152

Capítulo 6
Sugestão de atividades • 169
6.1 Ginástica, hidroginástica e treinamento funcional • 172
6.2 Alongamento, pilates e técnicas orientais • 181
6.3 Atividades aeróbicas (dança, caminhada, natação e outros esportes) • 190
6.4 Treinamento resistido/academia • 200
6.5 Atividades recreativas • 204

Considerações finais • 213
Glossário • 217
Referências • 237
Bibliografia comentada • 253
Anexo • 255
Respostas • 259
Sobre as autoras • 265

Já se passaram 40 anos desde o início de minha carreira como professora de educação física voltada a pessoas idosas e à construção de saberes em uma área inexplorada para a época. A quem agradecer? Família, amigos, colegas de estudo, alunos idosos e alunos da graduação e da pós-graduação – são muitas as pessoas que, de alguma forma, foram responsáveis por meu crescimento. Em especial, agradeço às minhas pupilas, que me deram a oportunidade de passar meu conhecimento e conseguiram transformá-los em novas propostas, superando o que inicialmente foi proposto (o discípulo sempre supera o mestre): Janaina, Laiza, Sirlene e Neila Wendling, com quem divido os momentos bons, divertidos, tensos e extenuantes de escrever este livro.

Rosemary Rauchbach

Agradeço primeiramente à minha amiga e mestra Rosemary Rauchbach pela generosidade em coescrever este livro e, principalmente, pela disposição em compartilhar seus conhecimentos comigo ao longo de minha formação em educação física para idosos, estimulando meu pensamento crítico e a autorreflexão em minha prática docente e aguçando em mim a curiosidade científica... Agradeço ao meu companheiro, também professor de ginástica para a terceira idade, Fabio Luis, e ao professor Marcos Ruiz, pela confiança profissional. E, claro, agradeço a meus alunos de todas as turmas de terceira idade e alongamento para idosos pelo enorme carinho e paciência com que sempre receberam minhas propostas de atividades.

Neila Maria de Souza Wendling

Apresentação

O principal objetivo deste livro é esclarecer conteúdos importantes acerca do processo de envelhecimento que intrigam e perturbam aqueles que abordam o tema. A proposta é mostrar como o organismo se adapta ao meio ao longo do tempo e como a atividade física pode ser usada como recurso para os diferentes padrões de envelhecimento. Iniciaremos a discussão do assunto buscando responder às questões: Podemos chamar uma pessoa de *velha* ou o termo correto é *idosa*? Devemos utilizar a expressão *melhor idade* ou *terceira idade*?

O termo *terceira idade* foi criado no início do século XX por um francês estudioso do envelhecimento chamado Huet (Farinatti, 2008). No decorrer deste livro, vamos adotar o termo *terceira idade* para nos referirmos ao grupo de idosos e/ou às atividades apropriadas para essa fase da vida. Sugerimos cautela com a expressão *melhor idade*, que, quando empregada, parece sugerir que se pretende poupar os idosos ou amenizar os aspectos negativos vinculados a essa fase da vida, seja por decadência física, seja por discriminação social. O melhor é evitar causar nos alunos a sensação de se sentirem enganados ao se falar em *melhor idade*, quando os próprios não se sentem assim, ao menos em relação a seu corpo. Para cada um deles, houve uma melhor idade – que nem sempre é a que estão vivendo no momento. Tomemos como exemplo as palavras de uma aluna da terceira idade: "Melhor idade para quem? Não tem nada de melhor! Os joelhos doem, o quadril dói, as costas doem, a pele tá flácida, tomo um monte de remédios... Melhor para quem?".

Atualmente, ainda existe muita discriminação em relação ao idoso nas culturas ocidentais (OMS, 2015). Essa marginalização é reflexo das políticas sociais, econômicas e culturais que foram se estabelecendo na sociedade.

A mídia, principalmente a televisiva, a todo o momento divulga novas maneiras de envelhecer que acabam diluindo antigos comportamentos considerados adequados para a velhice. Além disso, uma característica extremamente importante é a supervalorização da juventude, agora não mais específica apenas para uma determinada faixa etária, mas como estilo de vida. Tal perspectiva corrobora com o superaumento da oferta de serviços que garantem a beleza e juventude eterna através de tecnologias que corrigem as imperfeições do corpo. (Felipe; Sousa, 2014, p. 31)

Dessa forma, algumas pessoas podem se ofender ao serem chamadas de *velhas*, mesmo que se enquadrem nas classificações oficiais e que estejam fisicamente em uma condição de pessoa envelhecida. Algumas se ofendem por serem chamadas de *idosas*. É como se demorasse a "cair a ficha" no que se refere aos novos papéis sociais associados a essa idade. "A vida passou muito rápido!" é uma frase comumente ouvida entre os alunos idosos. Mas quem disse que passou? Ainda está passando... Porém, não há espaço reservado em nosso modelo social para o indivíduo que não está mais produzindo economicamente. "Vive-se em uma sociedade de consumo na qual apenas o novo pode ser valorizado, caso contrário, não existe produção e acumulação de capital. Nesta dura realidade, o velho passa a ser ultrapassado, descartado, ou já está fora de moda" (Schneider; Irigaray, 2008, p. 587). Essa sensação de ser obsoleto pode estar relacionada à impressão nostálgica de que "passou e agora não há nada".

É preciso definir um papel social adequado e relevante ao idoso e estimular seu empoderamento, para que se fortaleçam a autoestima, o autoconceito e a autoconfiança das pessoas que estão envelhecendo. Lentamente, a sociedade vai despertando para a construção desse modelo social, em parte sob a pressão do crescimento demográfico referente às faixas etárias mais idosas, em parte em razão da maior longevidade das figuras públicas influentes. Até que essa realidade se torne firme o suficiente para superar a criminalização do idoso, mais importante do que os termos utilizados é a forma de dizê-los, o contexto. Todo profissional de educação física é um educador, seja na licenciatura (professor de crianças e adolescentes), seja no bacharelado (professor de crianças, adultos e idosos), porque é responsável por ensinar as pessoas a lidar com o próprio corpo. É possível usar os termos *velho* e *idoso* de uma forma educativa e carinhosa, enfatizando o olhar para o presente, as histórias de vida e a natureza humana efêmera. A prática profissional mostrará diversas oportunidades de trabalhar esses conceitos.

Organização didático-pedagógica

Esta seção tem a finalidade de apresentar os recursos de aprendizagem utilizados no decorrer da obra, de modo a evidenciar os aspectos didático-pedagógicos que nortearam o planejamento do material e como o aluno/leitor pode tirar o melhor proveito dos conteúdos para seu aprendizado.

Introdução do capítulo

Logo na abertura do capítulo, você é informado a respeito dos conteúdos que nele serão abordados, bem como dos objetivos que as autoras pretendem alcançar.

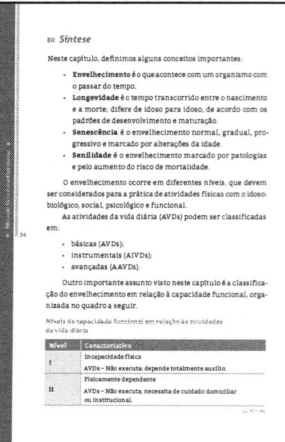

Síntese

Você conta, nesta seção, com um recurso que o instigará a fazer uma reflexão sobre os conteúdos estudados, de modo a contribuir para que as conclusões a que você chegou sejam reafirmadas ou redefinidas.

Atividades de autoavaliação

Com estas questões objetivas, você tem a oportunidade de verificar o grau de assimilação dos conceitos examinados, motivando-se a progredir em seus estudos e a se preparar para outras atividades avaliativas.

Atividades de aprendizagem

Aqui você dispõe de questões cujo objetivo é levá-lo a analisar criticamente determinado assunto e aproximar conhecimentos teóricos e práticos.

Bibliografia comentada

Nesta seção, você encontra comentários acerca de algumas obras de referência para o estudo dos temas examinados.

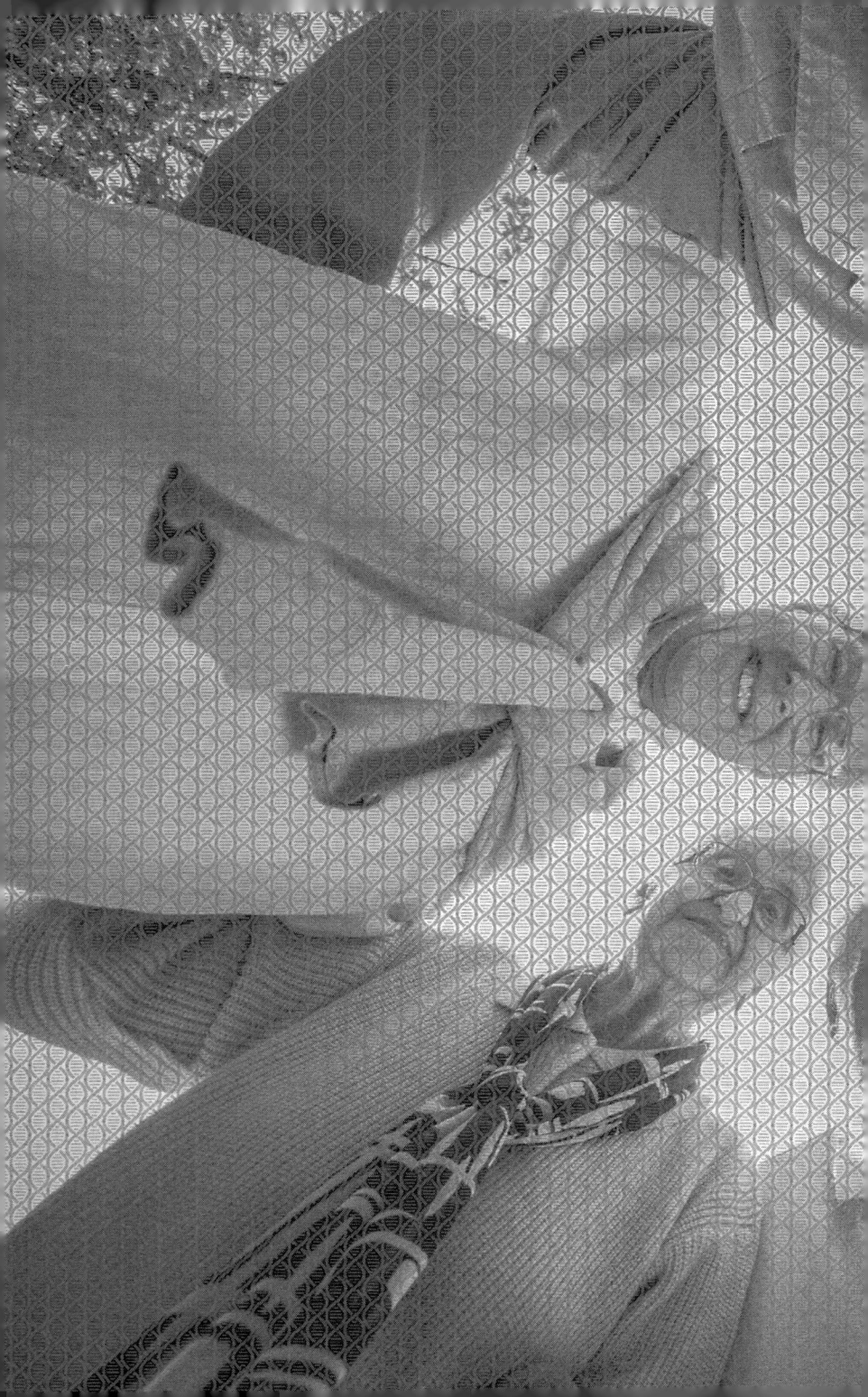

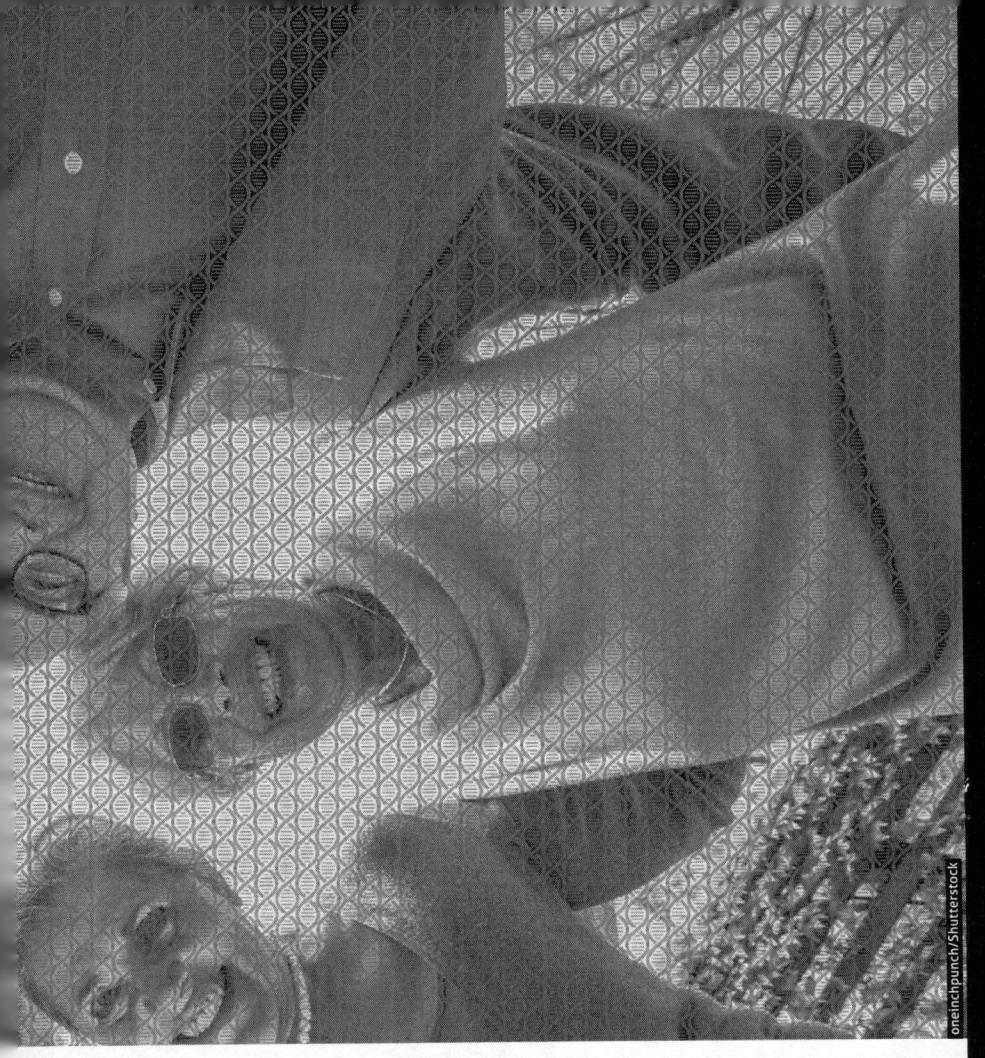

Capítulo 1

Facetas do envelhecimento

É necessário considerar que o envelhecimento é um evento individual extremamente variável. Isso significa que há idosos em diferentes estados de preservação biológica, de cognição ou de dependência funcional. Tudo está relacionado à história de vida e ao contexto social em que o idoso está inserido. Como exemplo, vamos supor que uma pessoa de 65 anos que mora na área rural teve um grau de atividade física laboral ao longo de sua vida que pode ter protegido seu corpo de uma degeneração maior, sendo considerada mais íntegra fisicamente do que uma pessoa de 65 anos da cidade que não viveu de um modo que exigisse muito esforço físico – que teve, portanto, uma vida sedentária. No entanto, o mesmo idoso da área rural não teve condições econômicas ou acesso a serviços de saúde tão bons quanto os disponíveis ao idoso da cidade. Por outro lado, o idoso da área rural vive isolado, não convive com sua família, pois os filhos crescidos se mudaram para a cidade; o idoso da cidade, por sua vez, sempre desfrutou do apoio de seus familiares e do convívio com eles, que o visitam com frequência. Assim, qual idoso chegou aos 65 anos em melhores condições de envelhecimento?

Não há respostas simples para essa questão. A avaliação deve ser feita considerando-se fatores biológicos, sociais e psicológicos. Com relação à atividade física, essa identificação do grau de envelhecimento é vital para definir os objetivos e a metodologia a ser utilizada para atingi-los. O exercício físico, em qualquer idade, não pode ser mais um elemento estressor, precisa ser agradável, para despertar o interesse, a adesão e, principalmente, para atingir os objetivos psicológicos de bem-estar, descontração e alegria. Quando se trata de atividades individuais, como no treinamento personalizado (*personal training*), a conversa inicial, a anamnese e os instrumentos adequados de avaliação física fornecem os primeiros dados necessários para iniciar um programa de exercícios. Porém, quando se trabalha com grupos de terceira idade, é comum encontrar, na mesma turma, idosos em diferentes níveis de envelhecimento, pois geralmente o critério utilizado para a formação dessas turmas é o cronológico. Em grupos heterogêneos, a distinção de objetivos e a aplicação metodológica devem ser cuidadosamente pensadas.

Considerando essas informações, neste capítulo abordaremos as diferentes formas com que o envelhecimento ocorre nos indivíduos e a importância da classificação funcional do idoso.

1.1 Conceitos e classificação

À medida que vivemos, experimentamos o crescimento, a maturação e o declínio físico. Mas, além de uma questão puramente biológica, o envelhecer do corpo está relacionado às adaptações individuais às mudanças, às perdas e aos ganhos constantes decorrentes da passagem do tempo. Os diversos contextos de vida experimentados fazem a pessoa se tornar cada vez mais diferenciada. Ou seja, o envelhecimento é um fenômeno universal, porém ocorre de maneira individual. Desse modo, para entender o envelhecimento, é preciso conhecer diferentes abordagens relacionadas aos hábitos, à cultura social e à prontidão psicológica que interferem na forma e no momento em que os aspectos relativos à longevidade se manifestam. Segundo Papaléo Netto (2002, p. 10),

> o envelhecimento é [...] um processo dinâmico e progressivo, no qual há modificações morfológicas, funcionais, bioquímicas e psicológicas que determinam perda da capacidade de adaptação do indivíduo ao meio ambiente, ocasionando maior vulnerabilidade e maior incidência de processos patológicos que terminam por levá-lo à morte.

Tendo em vista a heterogeneidade do fenômeno, não há como definir um momento a partir do qual o indivíduo se torna velho. Contudo, com a menor taxa de fecundidade aliada à queda da mortalidade no Brasil, observa-se um contínuo crescimento da expectativa de vida em nosso país (IBGE, 2015). Os brasileiros estão e estarão vivendo por mais tempo do que as gerações que os antecederam e, assim, experimentarão por um período maior as consequências do envelhecimento em todas as suas facetas.

Entretanto, mesmo havendo ciência de que o envelhecimento é totalmente individual, as pesquisas com a população longeva e os programas e políticas sociais destinados a essas pessoas precisam adotar um referencial cronológico para normatizar suas ações e para regular a concessão de benefícios, quando houver. Portanto, considera-se que "o limite de idade entre o adulto e o idoso é 65 anos para as nações desenvolvidas e 60 anos para os países em desenvolvimento" (Papaléo Netto, 2016, p. 83).

Cabe observar, no entanto, que, ao se estabelecer uma faixa etária única após os 60 anos, pessoas de idade muito longeva, expostas por muito mais tempo ao envelhecimento, como aos 100 anos, acabam por receber o mesmo tratamento que idosos mais jovens nas políticas públicas. Nesse sentido, alguns autores estipulam faixas de idade cronológica para tentar classificar os idosos de forma a reduzir as diferenças entre os grupos etários. Dessa maneira, há na literatura estratificações desse grupo etário, como em Spirduso (2005), que define como **idosos jovens** as pessoas de 65 a 74 anos; como **idosos** as de 75 a 84 anos; como **idosos idosos** as de 85 a 99 anos; e como **idosos extremamente idosos** aqueles acima de 100 anos. A aplicação prática de reconhecimento das diferenças por grupo etário entre idosos pode ser encontrada na Lei n. 13.466, de 12 de julho de 2017, que determina: "dentre os idosos, é assegurada prioridade especial aos maiores de oitenta anos, atendendo-se suas necessidades sempre preferencialmente em relação aos demais idosos" (Brasil, 2017).

Atualmente, a esperança de vida ao nascer do brasileiro é de 75,5 anos (IBGE, 2015), mas ter 75 anos hoje tem um significado diferente do que ter 75 anos em 1980, quando a expectativa de vida era de 62,7 anos (IBGE, 2018), por exemplo. É possível dizer, hoje, que uma pessoa de 62 anos é velha? Pessoas nessa idade ainda estão inseridas no mercado de trabalho? Praticam esportes? Levam uma vida independente e plena? E daqui a 30 anos, como será considerada uma pessoa dessa idade? Ou seja, "envelhecer no futuro será muito diferente das experiências de gerações anteriores" (OMS, 2015, p. 11). Refletindo sobre essas questões, observamos que, mais do que um ponto de corte etário, a definição de idoso ou velho está interligada ao grau de autonomia do idoso longevo. "Quão maior a propensão de uma população manter bons níveis de autonomia, independentemente da esperança total de vida, mais os pontos de corte tenderão a se deslocar para extremos etários superiores" (Farinatti, 2008, p. 20). Isso significa que é possível que daqui a 30 anos será idoso para fins de políticas públicas e regulamentação social aquele que passar dos 70 anos, e não dos 60, como ocorre no Brasil.

Desse modo, além do corte etário, o contexto de vida é determinante para a qualidade do envelhecimento de uma pessoa, isto é, "cada ser humano se torna mais único e original à medida que o tempo passa" (Farinatti, 2008, p. 16). Em outras palavras, ser longevo não implica ser mais frágil ou dependente (OMS, 2015). Assim, é preciso definir alguns conceitos relacionados ao envelhecimento que podem ajudar a estabelecer parâmetros para o trabalho com essa população (Jeckel-Neto; Cunha, 2002):

- **Envelhecimento** é o que acontece com um organismo com o passar do tempo.
- **Longevidade** é o tempo transcorrido entre o nascimento e a morte; difere de idoso para idoso, de acordo com os padrões de desenvolvimento e maturação.
- **Senescência** é o envelhecimento normal, gradual, progressivo e marcado por alterações da idade.
- **Senilidade** é o envelhecimento marcado por patologias e pelo aumento do risco de mortalidade.

Mas o que realmente acontece com o organismo com o passar do tempo? Com relação aos processos biológicos que levam ao envelhecimento físico e mental, reconhece-se que no idoso há uma redução progressiva na capacidade do organismo de se adaptar ao meio ambiente "devido a uma deterioração dos mecanismos fisiológicos, o que o torna mais vulnerável" (Farinatti, 2008, p. 23). Não há resposta definitiva para a questão sobre por que o corpo envelhece; entretanto, há diferentes teorias sobre a origem dessas alterações fisiológicas, como as listadas a seguir (Mazo; Lopes; Benedetti, 2001):

a. Teoria do desgaste: desgaste causado pelo uso dos sistemas vitais ao longo da vida.
b. Teoria do ritmo de vida: a concepção de que cada um tem um limite fisiológico que pode ser gasto rápida ou lentamente.
c. Teoria do acúmulo de resíduos: quando o acúmulo de toxinas é maior que a capacidade de excreção.
d. Teoria dos radicais livres: danos ao DNA causados por espécies reativas de oxigênio.
e. Teoria do sistema imunológico: redução da produção de anticorpos, diminuindo as defesas, e aumento da ocorrência de doenças autoimunes.

Reconhecer os processos biológicos de envelhecimento, bem como a presença de eventuais doenças crônicas (morbidades) e a história médica pregressa (ex.: acidentes com sequelas) no aluno idoso é o primeiro passo para definir as estratégias empregadas num programa de exercícios físicos.

Relato de experiência

Em uma turma com cerca de 30 idosos, havia uma pessoa que não se deitava no chão, pois a prótese recente no joelho direito não permitia que se levantasse sem dor. Toda vez que os exercícios eram no solo, a série era adaptada para que a idosa fizesse a mesma sequência sentada. Vez ou outra, conseguíamos cadeiras suficientes para que toda a turma fizesse um programa de exercícios sentada, criando um ambiente em que ninguém se sentisse menos capaz do que os colegas.

Nesse exemplo, percebemos que as condições físicas dos idosos são variáveis e podem ser limitantes na execução dos movimentos ginásticos ou esportivos. A criatividade do professor e o conhecimento técnico para adaptar exercícios ao que cada um consegue atingir são essenciais para o trabalho com a terceira idade.

1.2 Envelhecimento social

Uma pessoa socialmente jovem é aquela que está integrada com o modo de produção e de ser da sociedade em que vive, o que abrange trabalho, estudo, serviço voluntário ou participação em grupos de convivência. Em sociedades capitalistas como a nossa, uma pessoa é considerada idosa "a partir do momento em que deixa o mercado de trabalho, isto é, quando se aposenta e deixa de ser economicamente ativa" (Schneider; Irigaray, 2008, p. 590).

Assim, "a causa mais citada para justificar os danos do envelhecimento social tem sido a aposentadoria" (Dantas; Santos, 2017, p. 39). Dessa forma, ao aposentar-se, o idoso precisa reformular-se de acordo com as próprias expectativas e com o papel socialmente delegado aos aposentados na sociedade em que vive. A capacidade do idoso de se adequar a essa nova realidade, desempenhando papéis e tendo comportamentos esperados para sua idade, define sua idade social (Papaléo Netto, 2016). Nesse sentido, o envelhecimento social está relacionado à capacidade psicológica de enfrentar "mudanças nos papéis e posições sociais, bem como na necessidade de lidar com perdas de relações próximas" (OMS, 2015, p. 13).

Atualmente, em comparação com gerações anteriores, tem havido uma mudança no papel social do idoso no que diz respeito à maior participação no rendimento familiar, pois, muitas vezes, precisa retornar ao mercado de trabalho após a aposentadoria; à maior influência na criação de netos, uma vez que os próprios filhos não podem dedicar-se à criança por motivos laborais; e ao cuidado com cônjuges fragilizados, pois a redução no poder econômico, aliada à maior longevidade, limita o acesso a cuidadores profissionais.

Relato de experiência

Ao dirigir uma equipe mista de vôlei composta por adultos de meia idade e idosos, logo percebemos que, toda vez que passávamos um exercício, algum aluno o executava de modo diferente e incentivava os demais a fazer assim também. Ao final da aula, perguntamos aos alunos se gostariam que alterássemos a forma como conduzíamos o grupo. Como a resposta foi negativa, concluímos que todos estavam satisfeitos com o trabalho. Em seguida, questionamos por que alteravam os exercícios propostos, e eles responderam que era daquela forma que faziam quando davam aula. Então, descobrimos que metade dos alunos era composta de professores de educação física aposentados. Com o tempo, a troca de experiências e a definição de funções, passaram a gostar mais de participar como alunos do que como professores.

Esse exemplo ilustra a inversão de papéis sociais enfrentados pelos alunos idosos e o modo como, inconscientemente, ainda procuravam exercer suas antigas funções, tentando obter o comando da atividade. Como técnicos da equipe, soubemos valorizar a experiência e as sugestões dos alunos, tratando-os com respeito, sem perder o domínio da turma.

1.3 Envelhecimento psicológico

O envelhecimento psicológico pode ser avaliado sob dois prismas diferentes: quanto às mudanças nos processos cognitivos que interferem na percepção do mundo, nos sistemas de aprendizagem e de comunicação ou quanto às alterações no comportamento e na subjetividade decorrentes do envelhecer. Assim, a idade psicológica pode indicar "o potencial de funcionamento futuro do idoso" (Papaléo Netto, 2016, p. 83) ou mostrar que "as modificações psicológicas ocorrem quando, ao envelhecer, o ser humano precisa adaptar-se a cada situação nova do seu cotidiano" (Dantas; Santos, 2017, p. 19).

Com relação à primeira possibilidade, é necessário considerar que uma pessoa pode ser velha psicologicamente, embora não cronologicamente, se não mantiver ativa sua capacidade de cognição e aprendizagem. Desse modo, além da influência nos aspectos sociais, a aposentadoria interfere nos aspectos psicológicos. Portanto, a pessoa precisa estar preparada para esse momento, pois, em geral, ao se aposentar, cessam as demandas cognitivas (estímulos internos) para a resolução de problemas no ambiente de trabalho, ao mesmo tempo que há a diminuição dos grupos sociais e dos ambientes frequentados (estímulos externos). Além disso, a pessoa pode enfrentar a aposentadoria enfatizando a perda do engajamento social ou o ganho, como o "início de uma vida social prazerosa, composta por atividades e lazer" (Schneider; Irigaray, 2008, p. 591).

A segunda possibilidade mencionada relaciona-se ao comportamento adotado pelo idoso que envelhece com a necessidade de fazer adaptações no cotidiano em vista da nova realidade, o que pode ocorrer por declínio físico, redução do círculo social ou adoecimento do cônjuge, por exemplo. Dessa forma, de acordo com Schneider e Irigaray (2008, p. 591), "a idade psicológica pode também ser definida pelos padrões de comportamento adquiridos e mantidos ao longo da vida e tem uma influência direta na forma como as pessoas envelhecem", pois ela depende de características da personalidade do idoso, como resiliência e flexibilidade, e deve ser adequada para que ele se adapte ao envelhecer sem perder seu senso de autonomia (Fontes; Neri, 2015). Pessoas com personalidades pouco adaptáveis às mudanças corporais e às limitações impostas por doenças e desgastes físicos tendem a se tornar mais introspectivas, frustradas, depressivas e com medo de se movimentar (Dantas; Santos, 2017).

Relato de experiência

Uma senhora viúva de 76 anos se recusava a dançar durante a aula de ginástica. Ao perguntarmos o motivo, ela nos respondeu que gostava de música, mas não dançava, pois seu falecido pai não a deixava dançar nem com seu ex-marido. Mesmo fisicamente livre do domínio que essas pessoas exerceram em sua vida, ela se recusava a participar da atividade. Foi necessário encontrarmos outra forma de fazê-la se envolver até estar pronta para quebrar essas regras.

Esse exemplo mostra como é difícil alterar as crenças e o comportamento de anos de vida. É preciso estar atento aos sinais de descontentamento, indiferença ou irritação de diferentes alunos diante das propostas de trabalho e desenvolver formas de conduzir o grupo que tornem a atividade prazerosa, respeitem a prontidão psicológica de cada um e não sejam impositivas.

1.4 Envelhecimento funcional

Com base na literatura existente, a melhor forma de classificar o envelhecimento é por meio da chamada *idade funcional*, ou seja, "o grau de conservação do nível de capacidade adaptativa em comparação com a idade cronológica" (Papaléo Netto, 2016, p. 83). A idade funcional reflete conjuntamente o resultado do envelhecimento biológico, psicológico e social, pois caracteriza o idoso de acordo com sua capacidade para realizar tarefas cotidianas com ou sem auxílio de cuidadores, abrangendo mais do que os cuidados de sobrevivência – expressa sua capacidade de ir e vir, de se adaptar às novas condições e de administrar a própria vida.

Idosos ou pessoas mais jovens são consideradas frágeis quando têm sua capacidade funcional diminuída por doenças ou limitações que "reduzam sua capacidade de adaptar-se ao estresse causado por doenças agudas, hospitalização ou outras situações de risco" (Caldas; Lindolpho, 2016, p. 1998). O estado de fragilidade não é inevitável com o envelhecimento, mas pode atingir cerca de 10% da população acima de 65 anos (OMS, 2015) e aumenta o risco de o idoso se tornar dependente na execução das atividades da vida diária (Duarte; D'Elboux; Berzins, 2016, p. 2026).

Assim, quanto mais íntegra estiver a capacidade funcional do idoso, melhor estará sua saúde, pois tal capacidade permite que ele seja capaz de executar suas tarefas diárias sem limitações, além daquelas que gostaria de fazer, como viajar, exercer uma profissão ou praticar exercícios. Nesse sentido, a Organização Mundial da Saúde (OMS) define o **envelhecimento saudável** como "o processo de desenvolvimento e manutenção da capacidade funcional que permite o bem-estar em idade avançada" (OMS, 2015, p. 13).

Para identificar a idade funcional, é importante entender o significado de *atividade da vida diária* (AVD). As AVDs compreendem o grupo de tarefas que um idoso precisa realizar no dia a dia e abrangem desde tarefas básicas a avançadas. Segundo Raso (2007, p. 32), elas são assim classificadas:

- **Atividades básicas da vida diária (AVDs):** são as atividades de autocuidado, como banhar-se, alimentar-se, entrar na cama e sair dela, ir ao banheiro, vestir-se e fazer pequenos deslocamentos.

- **Atividades instrumentais da vida diária (AIVDs):** englobam as AVDs e incluem tarefas essenciais para a manutenção da independência, como utilizar medicamentos, meios de transporte e telefone, fazer compras, preparar as refeições, limpar a casa e lavar a roupa.

- **Atividades avançadas da vida diária (AAVDs):** referem-se às funções necessárias para viver sozinho, sendo específicas de cada indivíduo. Incluem a manutenção das funções ocupacionais e recreativas e a prestação de serviços comunitários.

A capacidade funcional pode ser classificada em diferentes níveis, de acordo com o desempenho nas AVDs. Quando jovens, as pessoas não percebem a importância dessas atividades, executando-as sem perceber, mas, para os longevos, torna-se cada vez mais importante manter a capacidade de realizá-las (OMS, 2015). O Quadro 1.1 apresenta os níveis de funcionalidade em relação às AVDs, conforme Raso (2007).

Quadro 1.1 Níveis da capacidade funcional em relação às AVDs

Nível	Característica
I	Incapacidade física AVDs – Não executa; depende totalmente de auxílio.
II	Fisicamente dependente AVDs – Não executa; necessita de cuidado domiciliar ou institucional.
III	Fisicamente frágil AVDs – Executa todas. AIVDs – Algumas.
IV	Fisicamente independente AVDs e AIVDs – Executa todas. Executa atividade física de leve intensidade (caminhada, dança, condução de automóveis), mas não adere aos programas de atividade física sistemática. Tem baixa reserva funcional e, em algum episódio de risco à saúde, pode vir a migrar ao nível anterior.
V	Fisicamente apto AAVDs – Executa todas. Executa exercícios e esportes de intensidade moderada. Tem aparência física mais jovem que seus pares da mesma idade.
VI	Elite física Executa exercícios de alta intensidade e risco elevado. Tem condições de participar de esportes competitivos em nível internacional.

Fonte: Elaborado com base em Raso, 2007.

Compreender essa categorização por nível de capacidade funcional é essencial para a prescrição adequada de exercícios físicos para essa população. Mesmo idosos frágeis e dependentes podem ser beneficiados por programas de exercícios físicos ou atividades de lazer que promovam o envelhecimento saudável, principalmente se essas ações permitirem ao idoso com baixa funcionalidade realizar tarefas que, para ele, tenham maior importância (OMS, 2015), como as AVDs e as AIVDs. Isso porque, "em princípio, o desempenho das pessoas idosas durante as atividades do dia a dia e as suas condições gerais de saúde tenderiam a ser influenciados de maneira mais significativa por modificações associadas à função muscular, à flexibilidade, à capacidade cardiorrespiratória e à composição corporal adequada" (Farinatti, 2008, p. 69). Assim, o exercício físico para idosos sempre deve ter como objetivo melhorar a condição de envelhecimento em todos os níveis de capacidade funcional, do mais frágil ao independente; para aqueles em situação de envelhecimento privilegiado (níveis V e VI), podem ser acrescidos objetivos de treinamento ou competitivos.

Relato de experiência

Contratados para atender uma senhora em sua residência, já na primeira conversa, observamos que ela utilizava uma bengala de apoio, mesmo sem ter tido lesões nos membros inferiores. Optamos por não utilizar materiais nem exercícios tradicionais de ginástica para fortalecimento, em virtude de seu estado de fragilidade. Concentramo-nos em criar AVDs, como deslocar-se alternando o uso do apoio ou sentar e levantar da cadeira apoiando as mãos na mesa como forma de treinamento funcional.

Esse exemplo ilustra a ação do profissional de educação física com uma idosa em nível III. Realizar a atividade na própria residência, utilizando os próprios móveis e objetos, trouxe familiaridade ao exercício e permitiu que a idosa pudesse ser atendida mesmo tendo dificuldades para ir a um centro de ginástica. Adaptar os exercícios convencionais às necessidades dos alunos é um ponto importante no trabalho com idosos. Você conseguiria incluir atividades de educação física para idosos em cada um dos níveis de funcionalidade?

1.5 Autonomia e independência

Os conceitos de fragilidade[1] e funcionalidade estão relacionados à autonomia e à independência da pessoa idosa, quando interferem na capacidade de ela realizar algo por si própria. A autonomia representa "o conjunto de atitudes e comportamentos que aceitamos livremente. Sendo autônomos, definimos nossa natureza, fornecemos sentido e coerência a nossas vidas e assumimos responsabilidades para com os idosos que somos" (Farinatti, 2008, p. 56). Ela também reflete a qualidade de vida num sentido mais amplo do que o de mera capacidade de executar tarefas diárias básicas ou instrumentais, pois permite que o idoso se expresse, tome as próprias decisões, faça suas escolhas e defina seus rumos. Para que possa aproveitar sua longevidade de forma plena, "o que se procura obter é a manutenção da autonomia e o máximo de independência possível, em última análise, a melhora da qualidade de vida" (Papaléo Netto, 2016, p. 85).

Algumas pessoas não exercitaram o gerenciamento de suas escolhas ao longo da vida e, quando chegam aos 60 ou 70 anos, mantêm essa postura de dependência. Em outras palavras, o envelhecimento

> é consequência das experiências passadas, da forma como se vive e se administra a própria vida no presente e de expectativas futuras; é, portanto, uma integração entre as vivências pessoais e o contexto social e cultural em determinada época, e nele estão envolvidos diferentes aspectos: biológico, cronológico, psicológico e social. (Schneider; Irigaray, 2008, p. 586)

---

[1] "Fragilidade é a associação de diferentes condições: fraqueza muscular, fragilidade óssea, índice de massa corporal muito baixo, vulnerabilidade ao trauma, ao risco de infecção, ao *delirium*, instabilidade e/ou capacidade física significativamente diminuída" (Duarte; Lebrão, 2016, p. 2039).

Relato de experiência

Toda vez que pedíamos ao grupo que caminhasse aleatoriamente pela sala ao ritmo de uma música, uma senhora nos seguia. Se parássemos, ela parava. Sugerimos a ela que podia andar pela sala à vontade e saímos de perto para que ela tivesse seu momento. Mais tarde, conversando com sua filha, obtivemos algumas pistas. O marido idoso, acima dos 75 anos, havia desenvolvido demência. A esposa, que nunca precisava administrar seus bens, era incapaz de pagar uma conta ou fazer um depósito no banco, pois não conhecia as senhas nem sabia de quanto dinheiro dispunha para pagar o tratamento do marido. Por jamais ter precisado executar essas tarefas antes, havia delegado essas funções para os filhos.

Pessoas que se colocam em situação de dependência durante a vida agem da mesma forma quando idosos, gerando uma necessidade de adaptação maior quando os responsáveis por elas não podem mais exercer essa função. Uma pessoa como a idosa desse exemplo se sentirá desconfortável com atividades que exijam que ela se posicione ou faça escolhas. Por outro lado, são justamente essas atividades que exercitarão sua autoexpressão e sua autonomia. Mas essa conquista deve ser feita aos poucos. Não existe receita pronta, cada idoso é único. O importante é compreender o ciclo de vida para então descobrir a estratégia apropriada para resgatar pequenos momentos de autonomia que poderão ajudar o idoso além da proposta dos exercícios.

▐▐▐ **Síntese**

Neste capítulo, definimos alguns conceitos importantes:

- **Envelhecimento** é o que acontece com um organismo com o passar do tempo.
- **Longevidade** é o tempo transcorrido entre o nascimento e a morte; difere de idoso para idoso, de acordo com os padrões de desenvolvimento e maturação.
- **Senescência** é o envelhecimento normal, gradual, progressivo e marcado por alterações da idade.
- **Senilidade** é o envelhecimento marcado por patologias e pelo aumento do risco de mortalidade.

O envelhecimento ocorre em diferentes níveis, que devem ser considerados para a prática de atividades físicas com o idoso: biológico, social, psicológico e funcional.

As atividades da vida diária (AVDs) podem ser classificadas em:

- básicas (AVDs);
- instrumentais (AIVDs);
- avançadas (AAVDs).

Outro importante assunto visto neste capítulo é a classificação do envelhecimento em relação à capacidade funcional, organizada no quadro a seguir.

Níveis da capacidade funcional em relação às atividades da vida diária

Nível	Característica
I	Incapacidade física
	AVDs – Não executa; depende totalmente auxílio.
II	Fisicamente dependente
	AVDs – Não executa; necessita de cuidado domiciliar ou institucional.

(continua)

(conclusão)

Nível	Característica
III	Fisicamente frágil AVDs – Executa todas. AIVDs – Algumas.
IV	Fisicamente independente AVDs e AIVDs – Executa todas. Executa atividade física de leve intensidade (caminhada, dança, condução de automóveis), mas não adere aos programas de atividade física sistemática. Tem baixa reserva funcional e, em algum episódio de risco à saúde, pode vir a migrar ao nível anterior.
V	Fisicamente apto AAVDs – Executa todas. Executa exercícios e esportes de intensidade moderada. Tem aparência física mais jovem que seus pares da mesma idade.
VI	Elite física Executa exercícios de alta intensidade e risco elevado. Tem condições de participar de esportes competitivos em nível internacional.

Fonte: Elaborado com base em Raso, 2007.

Também destacamos que a autonomia e a independência estão relacionadas com o envelhecimento saudável e com o nível de funcionalidade do idoso.

▪ Atividades de autoavaliação

Imagine que você recebeu uma proposta de trabalho de um casal muito simpático de idosos que vivem juntos há mais de 50 anos. O objetivo deles era receber treinamento personalizado na academia do prédio em que residem, os dois no mesmo horário de atendimento. Leia o histórico desses personagens:

Dona Josefa, dona de casa, 74 anos, sofreu dois infartos nos últimos dois anos, o último há mais de 8 meses. Foi liberada pelo cardiologista para atividades aeróbias leves. Tem artrose severa nos dois joelhos e obesidade, além de fraqueza muscular generalizada. Cansa-se facilmente com alguns passos e relata que gostaria de perder peso, pois se sente incomodada esteticamente. É uma senhora bastante tranquila, de movimentos suaves, ciente de seu estado de saúde e que nunca praticou exercícios, mas gostaria de começar.

Seu João, gerente comercial aposentado, 70 anos, relata nunca ter apresentado doenças ou eventos cardiovasculares de importância (mas sua esposa o lembrou de que ele tem hipertensão controlada com medicamentos). Não apresenta queixas de dor ou desconforto e adora realizar exercícios. Foi liberado para atividade física pelo médico, mas alega que não foi necessário o teste de esforço. Tem personalidade enérgica e rebelde. Orgulha-se de sua jovialidade e saúde. Mantém um cuidado extremo com a esposa e solicitou o treinamento personalizado para que ela se exercite com segurança.

Agora que você já conhece um pouco sobre Dona Josefa e Seu João, responda às questões a seguir.

1. Dona Josefa e Seu João viveram juntos a maior parte da vida. Num primeiro contato com suas histórias, quem você identifica que se **adaptou** melhor ao envelhecimento e por quê?

    a) Seu João, porque é quatro anos mais jovem e cuida da esposa.
    b) Dona Josefa, que está procurando um novo estilo de vida, ciente de seu estado.
    c) Dona Josefa, porque ainda se preocupa com a estética corporal.
    d) Seu João, pois não apresenta contraindicações ao exercício físico, mesmo sem teste de esforço.
    e) Seu João, que se orgulha de sua jovialidade.

2. O cuidado e o amor entre o casal ficaram explícitos durante as primeiras aulas. Antes de executar seus exercícios, Seu João primeiro verificava se Dona Josefa estava se sentindo bem durante os exercícios dela, insistindo para que você cuidasse

dela e deixasse que ele fizesse o treinamento dele sozinho, pois não precisava de ajuda. Essa característica da personalidade de Seu João é um exemplo:

a) somente de sua idade cronológica, uma vez que, por ser mais novo que ela, acredita que o cuidado deve ser com a esposa.
b) de sua idade psicológica, pois, por ter mais jovialidade, pode se cuidar sozinho.
c) de sua idade fisiológica, pois, por ser mais saudável, o foco do treinamento deve ser a esposa frágil.
d) de sua idade social e psicológica, pois evidencia que ele cumpre um papel de marido protetor e homem independente, que se julga mais jovem do que outros homens de sua idade.
e) de sua idade funcional, pois está mais apto do que Dona Josefa.

3. Com o decorrer das aulas, você observou que Dona Josefa é uma excelente aluna. Ela procura executar os exercícios de acordo com suas possibilidades e conforme o programado. Mesmo sem nunca ter participado de um programa de treinamento antes, aprendeu os movimentos rapidamente e tudo é feito com capricho, como solicitado. O principal fato relacionado a essa observação sobre Dona Josefa faz você concluir que:

a) mesmo durante a senilidade, a cognição não é alterada pelo envelhecimento.
b) ser longeva não implica ser senescente.
c) após anos sendo dona de casa, tudo o que realiza é feito com esmero.
d) ela envelheceu psicologicamente ao perceber-se doente do coração.
e) é possível aprender coisas novas, como treinar, mesmo envelhecendo.

4. Assim que sua atenção se voltava para Dona Josefa, Seu João realizava movimentos mais vigorosos do que o que você prescreveu ou então outros exercícios, não incluídos no programa. Vez ou outra, ditava as regras, dizendo como você deveria administrar os exercícios para ela, enquanto ele realizava o que achava necessário. O comportamento de Seu João reflete:
   a) flexibilidade de pensamento e confiança no programa de treinamento.
   b) dificuldade em se adaptar ao adoecimento do cônjuge, refletindo um cuidado exagerado.
   c) necessidade de autonomia, após anos sendo gerente.
   d) resiliência em permitir que você cuide dele e da esposa, sem perder seu papel social.
   e) personalidade resistente a novos papéis sociais em que ser cuidado pelo treinador não significa ser frágil.

5. Passado algum tempo trabalhando com esse casal, Dona Josefa apresentou uma melhora na capacidade cardiorrespiratória e na mobilidade articular e ainda conseguiu perder um pouco de peso. Já se sente apta para realizar atividades ao ar livre e tem ido sozinha ao mercado. Mas Seu João desistiu da atividade, alegando que só começou para incentivar a esposa e que agora confia em seu trabalho. Pode-se dizer que a evolução do nível de funcionalidade de Dona Josefa foi:
   a) de nível II a nível III.
   b) de nível I a nível IV.
   c) de nível III a nível IV.
   d) de nível III a nível V.
   e) de nível II a nível V.

■ Atividades de aprendizagem

Questões para reflexão

1. Mas o que aconteceu com Seu João? Cerca de oito meses depois de abandonar a atividade, Seu João sofreu um infarto agudo do miocárdio (IAM), o que fez com que Dona Josefa também parasse com a atividade para dedicar-se à recuperação do esposo. No breve histórico desses personagens, já era possível perceber pistas sobre qual dos dois apresentava mais riscos potenciais à saúde. Identifique essas pistas e o domínio a que cada uma delas pertence (biológico, social, psicológico ou funcional).

2. Seu João e Dona Josefa são nomes fictícios, mas a história corresponde a um caso real de atendimento do profissional de educação física no trabalho com idosos, assim como os demais exemplos e estudos de caso que você encontrará neste livro. De acordo com o histórico de doença cardíaca e obesidade de Dona Josefa, se ela não interrompesse o treinamento e continuasse evoluindo, seria possível que ela atingisse o nível V de funcionalidade? Justifique sua resposta.

Atividade aplicada: prática

1. Entreviste dois idosos: um acima de 60 anos e um acima de 75 anos. Faça perguntas acerca das atividades da vida diária (AVDs), anotando se conseguem executar todas ou algumas. Verifique a classificação do nível de funcionalidade desses dois idosos de acordo com o Quadro 1.1. Depois, reflita como tem sido o envelhecimento para essas duas pessoas.

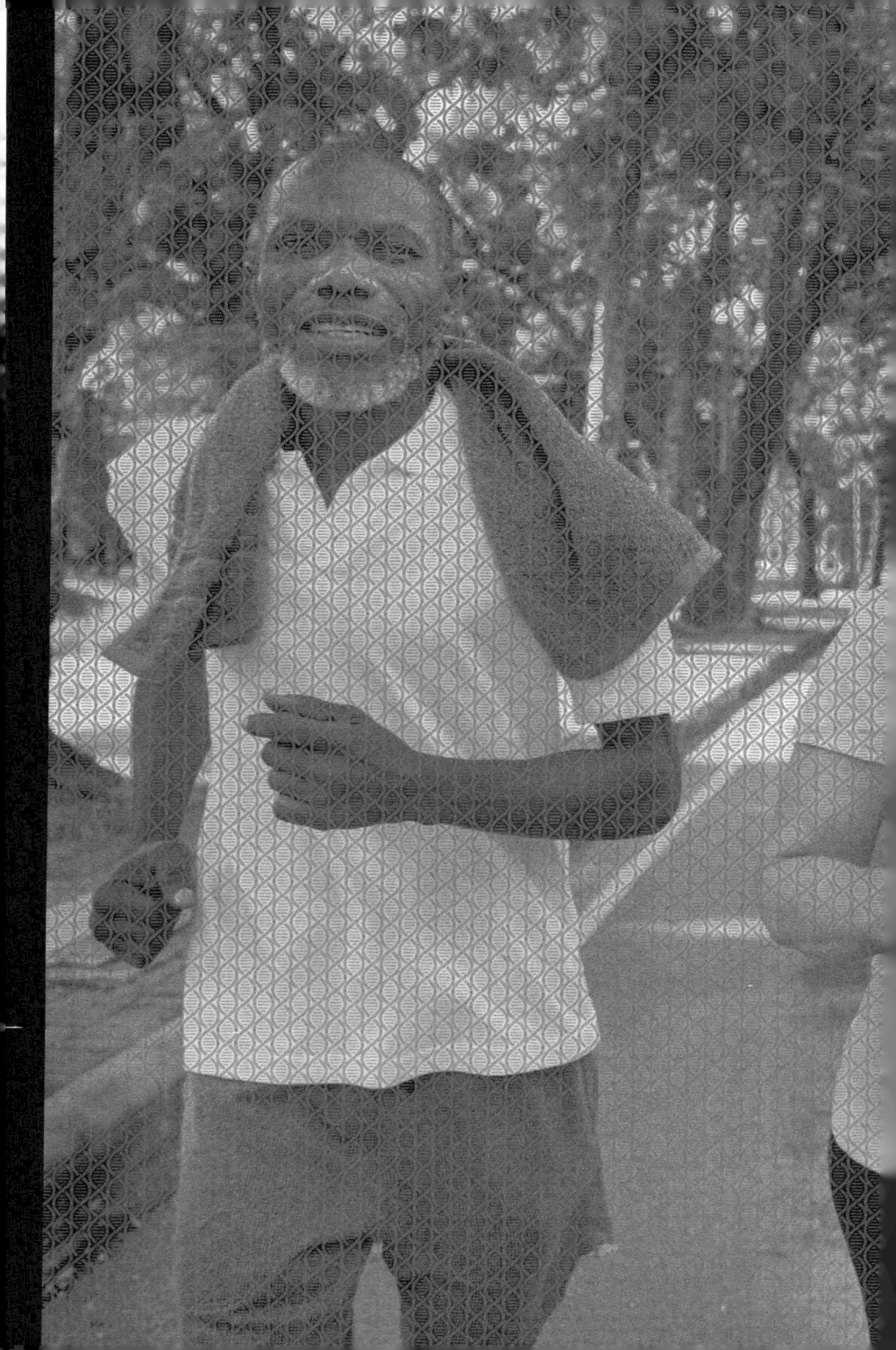

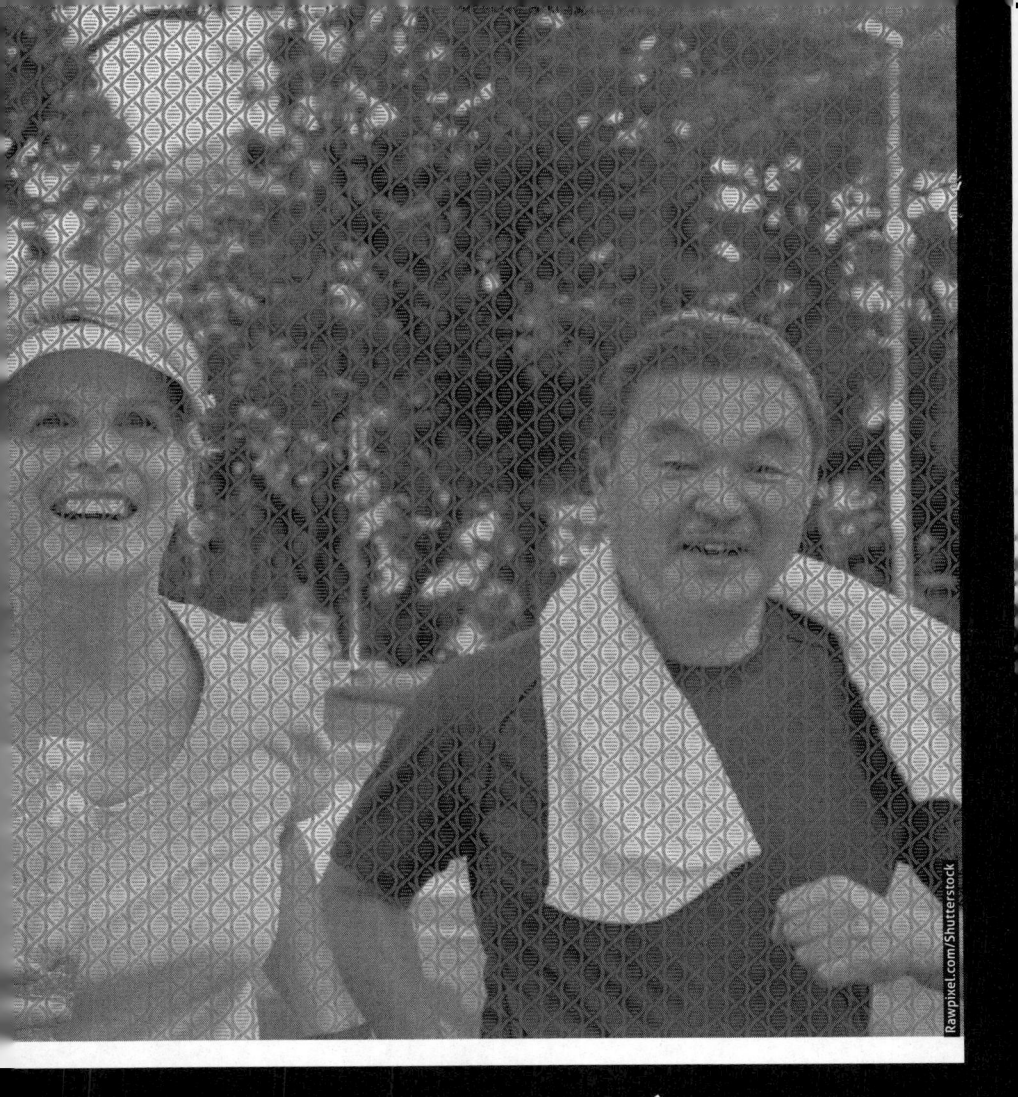

Capítulo 2

Envelhecimento fisiológico e exercício

N**este capítulo,** abordaremos os aspectos do envelhecimento dos diferentes sistemas e suas implicações na prática do exercício físico para a manutenção da capacidade funcional, da autonomia e da independência. Segundo Afiune (2002), existe uma estreita relação entre o envelhecimento fisiológico e o patológico, pois o processo de envelhecimento modifica as doenças que acometem o idoso e é modificado por elas. Para os cientistas que estudam formas de entender, alterar ou tentar reverter o envelhecimento, é importante saber diferenciar as condições esperadas das mudanças derivadas de patologias inatas ou adquiridas. Já para a prática da educação física com idosos, é necessário conhecer e identificar no aluno quais aspectos estarão modificados nos mais idosos, sabendo que poderão estar agravados pela presença de doenças crônicas adquiridas ao longo da vida. Portanto, recomenda-se que o profissional que se dedica à educação física gerontológica também centralize seus estudos em exercícios físicos em condições especiais de saúde.

2.1 Sistemas cardiovascular e pulmonar

Nesta seção, vamos tratar em detalhes de aspectos do envelhecimento de dois sistemas: o cardiovascular e o pulmonar.

2.1.1 Envelhecimento do sistema cardiovascular

O envelhecimento cardiovascular caracteriza-se por alterações anatômicas, fisiológicas e estruturais, mas, em virtude da elevada incidência das doenças cardíacas e vasculares no idoso, é difícil reconhecer quais alterações são decorrentes especificamente do processo de envelhecimento e quais são patológicas (Afiune Neto; Helber, 2016).

As principais alterações estruturais do sistema cardiovascular do idoso são:

a. aumento do calibre, do volume e da extensão da aorta;
b. alteração da túnica elástica, desorganização e perda de fibras;
c. rigidez da aorta e do coração pela deposição de tecido colágeno e infiltração gordurosa;
d. alterações arteriais na elasticidade, na distensibilidade e na dilatação;
e. aumento da massa e da espessura do ventrículo esquerdo;
f. aumento da espessura do septo interventricular;
g. espessamento e calcificação das valvas;
h. espessamento fibroso e aumento de gordura no pericárdio;
i. espessamento fibroelástico, infiltração gordurosa e substituição do tecido muscular por tecido conectivo no endocárdio;
j. acúmulo de gordura, fibrose intersticial, depósito de lipofuscina (pigmento que determina a idade celular), hipertrofia concêntrica e calcificação do miocárdio.

Essas modificações estruturais acarretam diminuição da reserva funcional, que limita o desempenho nas atividades da vida diária (AVDs) e na atividade física, reduzindo a capacidade de adaptação e tolerância nos casos de aumento da demanda. No envelhecimento, o débito cardíaco pode estar normal ou diminuído. O coração da pessoa idosa é competente em repouso, mas pode apresentar falência quando submetido a maior esforço, como na presença de doenças cardíacas (Afiune Neto; Helber, 2016).

As principais alterações funcionais do sistema cardiovascular do idoso são:

a. diminuição da resposta de elevação da frequência cardíaca ao esforço;
b. diminuição da complacência (expansividade) do ventrículo esquerdo;
c. diminuição da complacência arterial, com aumento da resistência periférica;
d. menor liberação, captação de cálcio e resposta ao estímulo adrenérgico;
e. diminuição do consumo máximo de oxigênio (VO_2 máximo) pela redução da massa ventricular;
f. diminuição da resposta vascular ao reflexo barorreceptor, com maior suscetibilidade à hipotensão.

Todas essas alterações levam à diminuição da reserva funcional, limitando o desempenho durante a atividade física. A diminuição da distensibilidade e da elasticidade das estruturas, principalmente dos grandes vasos, leva a um aumento da velocidade de pulso, que, associado à redução do débito cardíaco, causa o aumento da pressão arterial. Mudança no estilo de vida e exercício físico regular são indicados como medidas anti-hipertensivas de maior eficácia (Brandão et al., 2002).

2.1.2 Envelhecimento do sistema pulmonar

O envelhecimento do sistema responsável pela respiração é caracterizado por mudanças estruturais e fisiológicas nos pulmões, na caixa torácica e nos músculos respiratórios (Gorzoni; Russo, 2002, p. 341). As alterações osteoarticulares da caixa torácica e o achatamento dos espaços dos discos intervertebrais com o desenvolvimento de cifose levam à redução dos espaços intercostais, o que interfere na expansão pulmonar e na capacidade volumétrica do tórax. Essas alterações, associadas ao envelhecimento muscular geral, provocam perda da capacidade respiratória. Segundo Gorzoni (2016, p. 1101), há perda de, aproximadamente, 2% de força e de função muscular por ano de vida após os 50 anos.

No pulmão, as mudanças estruturais caracterizam-se pelo aumento do espaço morto, pelo alargamento e pela calcificação das cartilagens traqueais e brônquicas, pela redução da área de superfície de volume com aumento do diâmetro dos ductos alveolares, pelo achatamento dos sacos alveolares e pela redução da superfície alveolar.

De acordo com Gorzoni e Russo (2002), a redução em número e atividade das células mucociliares do revestimento dos brônquios remete à maior dificuldade do clareamento das vias aéreas, predispondo os idosos à incidência de infecções. As alterações anatômicas e a reorganização das fibras elásticas podem ocasionar a redução da elasticidade pulmonar e da capacidade de difusão do oxigênio, o aumento da complacência pulmonar, o fechamento prematuro de vias aéreas e a redução dos fluxos expiratórios.

Vale observar que a redução da capacidade do idoso diante do exercício físico está relacionada ao aumento do espaço morto anatômico e fisiológico ocasionado pelas alterações próprias do envelhecimento, que elevam o consumo de oxigênio (O_2) e o gasto energético. É necessário um esforço maior na execução do exercício pelo idoso em razão da redução da capacidade ventilatória, do débito cardíaco e da menor resposta aos controles centrais e periféricos da ventilação. Esse fator deve ser levado em conta durante a prescrição do exercício.

2.2 Sistema nervoso

Segundo Cançado, Alanis e Horta (2016, p. 361), "o sistema nervoso central (SNC) é o sistema biológico mais comprometido com o processo do envelhecimento, pois é o responsável pela vida de relação que compreende as sensações, os movimentos e as funções psíquicas, e pela vida vegetativa, todas as funções biológicas internas". Os mesmos autores salientam que existe uma correlação entre altura – peso do corpo – e peso do cérebro e que, após os 45 anos, o peso do cérebro diminui em relação ao peso corporal, mas o volume cerebral, quando comparado com a caixa craniana, permanece constante até os 60 anos. Esse volume tem seu decréscimo acentuado entre os 70 e os 90 anos, chegando a 80% do volume de um adulto. O número de células nervosas decresce com o envelhecimento normal. Em média, o peso do cérebro diminui gradualmente em cerca de 10% da segunda e da terceira décadas até os 90 anos. As alterações morfológicas com perda e/ou retração dos neurônios são observadas a partir dos 65 anos. Conforme os mesmos autores, as alterações mais significativas que ocorrem no envelhecimento são retração do corpo celular dos grandes neurônios, aumento relativo da população dos pequenos neurônios e adelgaçamento da espessura cortical.

> Mas o SNC humano tem um processo de reparação denominado plasticidade, que sugere que os neurônios maduros têm uma capacidade de desenvolver-se e formar novas sinapses. Daí a formação de novos circuitos sinápticos, significando a capacidade de aprender e adquirir novos conhecimentos, de lembrar novos fatos e a flexibilidade de desenvolver novas habilidades. (Cançado; Alanis; Horta, 2016, p. 371)

O cérebro envelhecido apresenta maior número de células nervosas com depósitos de lipofuscina[1], depósitos amiloide nas células e nos vasos sanguíneos, aparecimento de emaranhados neurofibrilares e placas senis. As placas e os emaranhados são característicos na doença de Alzheimer, mas podem aparecer em cérebros de idosos sem demência.

O processo de envelhecimento vem acompanhado pelo declínio do metabolismo da glicose e é seguido por uma redução de cerca de 20% do tamanho médio das células nervosas do córtex cerebral. Segundo Cançado, Alanis e Horta (2016, p. 373), "esse declínio do metabolismo da glicose é, com certeza, o precursor das alterações morfológicas irreversíveis causadas pela perda de dendritos e sinapses. A consequência clínica de um *turnover* reduzido da glicose é a diminuição da adaptabilidade aos estímulos ambientais".

O efeito mais acentuado do envelhecimento do sistema nervoso periférico está relacionado à unidade motora e ao neurônio motor inferior, pois as fibras musculares inervadas por esses neurônios ficam comprometidas, o que explica a redução da massa muscular e da força com o avançar da idade. A perda neural motora se acentua após os 60 anos, com decréscimo em torno de 25%. Somada à redução do diâmetro das fibras nervosas e a outros processos fisiológicos, confere à pessoa que envelhece maior lentidão na resposta aos estímulos.

De acordo com Shephard (2003, p. 123), "a perda progressiva de células nas ramificações cerebrais e no cerebelo, com diminuição da função proprioceptora nas articulações", associada à fraqueza muscular, limita nos mais velhos o controle corporal, comprometendo o equilíbrio.

---

[1] A lipofuscina é um pigmento constituído por fosfolipídeos e proteínas e é resultado de auto-oxidação induzida por radicais livres (Jeckel-Neto; Cunha, 2002). O acúmulo desse pigmento está associado à doença de Alzheimer e ao Parkinson.

Vale observar que as alterações estruturais do sistema nervoso do idoso estão relacionadas à perda gradual da capacidade motora, à redução da destreza e dos reflexos, à perda da capacidade de coordenação, à diminuição sensorial e à falta de tolerância às modificações de temperatura. Todos esses fatores devem ser levados em conta na indicação da atividade física.

2.3 Sistemas metabólico e endócrino

À medida que o corpo humano envelhece, há um declínio gradual das funções metabólicas e endócrinas que se caracteriza por "menor sensibilidade dos tecidos aos hormônios e redução apreciável da liberação de hormônios hipofisários" (Timo-Iaria, 2003, p. 116). A intensidade, o momento da vida, a presença ou a ausência de doenças crônicas e a capacidade do organismo de se adaptar a essas alterações determinam a influência da queda hormonal na saúde do idoso. Muitas das alterações hormonais são bem conhecidas dos pesquisadores, "mas seu impacto preciso na saúde e doença permanece sem esclarecimento" (Jones; Boelaert, 2015, p. 298, tradução nossa).

De forma simplificada, podemos dizer que, com o envelhecimento, há uma redução na ativação e no ajuste (*feedback*) do eixo hormonal principal, aquele que regula a ação de toda a rede hormonal (isto é, mantém a homeostase), chamado *eixo hipotálamo-pituitário*. A disfunção nesse regulador central provoca um efeito em cascata progressivo nas glândulas secretoras de hormônios, atingindo vários sistemas e tecidos corporais. "A secreção de hormônios é reduzida na maioria dos eixos, o impacto disto é aumentado pela redução na sensibilidade dos tecidos para sua ação, e os ritmos circadianos normais são perdidos" (Jones; Boelaert, 2015, p. 291, tradução nossa).

O envelhecimento hormonal ocorre de forma diferente em cada pessoa; para o trabalho com idosos, é preciso conhecer algumas consequências desse declínio, indicadas no Quadro 2.1, que influenciam na aptidão para a atividade física.

Quadro 2.1 Consequências das alterações hormonais para a prática de exercícios

Consequências da alteração hormonal	Características observadas
Termorregulação ineficiente (menor resposta termostática do hipotálamo)	Menor percepção da variação de temperatura. Menor sudorese. Maior possibilidade de hipotermia (em virtude também de alterações na tireoide). Aumento da intolerância à prática de atividade físicas no calor.
Dificuldade em manter o equilíbrio hidroeletrolítico (água e eletrólitos)	Aumento da frequência urinária, inclusive durante a aula. Menor percepção da sede com maior desidratação (cuidado maior em atividades ao ar livre no verão). Risco maior de hiponatremia (baixo nível de sódio no sangue).
Alterações do ciclo sono-vigília e dos ciclos circadianos	Preferência por atividades físicas pela manhã. "As queixas de insônia, sonolência diurna, despertares durante a noite e sono pouco reparador são frequentes" (Pereira, 2016, p. 275).
Alterações no funcionamento da tireoide	Durante o tempo de adaptação à baixa produção de hormônios tireoidianos, os idosos podem apresentar fraqueza, fadiga e ganho de peso (Diamanti-Kandarakis et al., 2017).
Redução da produção de insulina	Maior suscetibilidade dos idosos ao desenvolvimento de diabetes.

(continua)

(Quadro 2.1 – conclusão)

Consequências da alteração hormonal	Características observadas
Redução dos hormônios gastrointestinais e da regulação da insulina	Menor ingestão de alimentos, alterando o balanço energético, que pode provocar emagrecimento e fraqueza (Mahan; Escott-Stump, 2002). Menor resposta dos tecidos à insulina (Pereira, 2016, p. 283) e redução do anabolismo.
Redução da taxa metabólica basal (TMB)	Menor taxa metabólica basal pela menor massa magra; porém, "em idosos ativos fisicamente, este processo pode não ser tão acentuado" (Mahan; Escott-Stump, 2002, p. 295). Se a ingestão de alimentos permanecer inalterada, há risco de desenvolvimento de obesidade, sendo mais grave em homens, pois a distribuição da gordura corporal no padrão andrógeno está relacionada a doenças cardiovasculares (Mahan; Escott-Stump, 2002, p. 295).
Somatopausa (redução da excreção de GH e de IGF-I)	Redução do anabolismo (Jones; Boelaert, 2015) e tendência à perda de força e massa muscular esquelética.
Envelhecimento do aparelho reprodutor: menopausa (mulher) e andropausa (homem)	Mais intenso e diferenciado na mulher, principalmente pelo aumento do risco de osteoporose (evitar atividades de alto impacto e com risco de queda ou colisão com colegas) e de doença cardiovascular ou cerebrovascular (estar atento ao uso correto da medicação no caso de alunas hipertensas, principalmente nos dias de aula). "A prevalência da osteoporose está aumentando entre homens idosos" (Jones; Boelaert, 2015, p. 294, tradução nossa).

Prescrever os exercícios considerando-se apenas uma das necessidades do idoso é incorrer em erro. Tudo depende do grau de envelhecimento, e é levando em conta a capacidade funcional, a extensão das alterações fisiológicas e a resposta eficiente às atividades físicas que simulam as AVDs que poderão ser determinados os exercícios mais indicados para cada idoso.

2.4 Sistema locomotor

Para esclarecer como ocorre o envelhecimento do sistema locomotor, é necessário abordar o envelhecimento osteoarticular, que compreende as alterações ósseas, articulares e do músculo esquelético.

Segundo Rossi e Sader (2016, p. 1390), "o tecido ósseo é um sistema orgânico em constante remodelação, fruto dos processos de formação (pelos osteoblastos) e reabsorção (pelos osteoclastos)". O pico de massa óssea é alcançado na quarta década de vida, quando estabiliza a taxa de formação e aumenta a taxa de reabsorção, o que dá início à perda progressiva e absoluta de massa óssea, caracterizando a osteopenia fisiológica. A cartilagem articular é formada por uma matriz de cartilagem tipo II, altamente hidratada com agregados de um complexo de proteínas-mucopolissacarídeos chamados *proteoglicanos*. No processo de envelhecimento, há menor agregação dessas proteínas à cartilagem, que confere menor resistência mecânica. O colágeno perde em hidratação e adquire afinidade ao cálcio. Uma das funções dos proteoglicanos é regular a pressão que determina as atividades dos condrócitos, perdendo, assim, a função reparadora e dando característica mais rígida à rede de colágeno.

De acordo com os mesmos autores, o envelhecimento do músculo esquelético tem como característica a diminuição lenta e progressiva da massa muscular, denominada *sarcopenia*, quando o tecido muscular é substituído por colágeno e gordura. Considerando-se que a massa muscular é a maior consumidora de energia, com a perda pelo processo de envelhecimento, há menos necessidade energética e menor metabolismo basal. O número de fibras musculares no idoso é aproximadamente 20% menor do que no adulto. Há declínio das fibras musculares do tipo II, fibras brancas de contração rápida, que estão diretamente relacionadas à diminuição da força muscular no envelhecimento.

Rossi e Sader (2016, p. 1395) enfatizam que "a musculatura esquelética do velho produz menos força e desenvolve suas funções mecânicas com mais 'lentidão', dado que a excitabilidade do músculo e da junção mioneural está diminuída; há contração duradoura, relaxamento lento e aumento da fatigabilidade".

O sistema nervoso central e o sistema nervoso periférico também sofrem alterações com o envelhecimento. As sinapses ficam 10% a 15% mais lentas a partir dos 70 anos. Segundo Rossi e Sader (2016), as consequências são diminuição da velocidade dos reflexos ortostáticos, aumento do tempo de reação e aumento do balanço postural com o deslocamento do centro de gravidade para trás dos quadris. Pode haver disfunção dos nervos periféricos em idosos muito idosos, o que interfere na força distal e na percepção espacial, causando falta de coordenação nos movimentos voluntários e hipotrofia ou acarretando alterações na marcha.

Alterações na cinemática e na cinética da marcha nos idosos afetam diretamente a qualidade das AVDs. O comprimento dos passos fica diminuído pela menor extensão dos joelhos e da força plantar. Essa diminuição de comprimento de passos, aliada às alterações posturais (cifose, redução da lordose lombar, desenvolvimento de valgismo nos quadris e alargamento da base de apoio), gera diminuição da força na cintura pélvica e nos extensores do quadril, o que reduz a impulsão, prejudicando o ato de levantar-se de uma cadeira, por exemplo. As deficiências musculares relacionadas podem ser revertidas ou amenizadas com atividade física regular (Rossi; Sader, 2016).

"No envelhecimento a perda de massa óssea torna o esqueleto mais suscetível às fraturas. Mas a perda gradual da massa muscular leva à fragilidade do organismo que predispõe as quedas" (Santarém, 2004).

2.5 Sistemas tegumentar e sensorial

Nesta seção, vamos abordar em detalhes aspectos do envelhecimento dos sistemas tegumentar e sensorial.

2.5.1 Envelhecimento do sistema tegumentar

O sistema tegumentar, a pele, tem importância pelas diferentes funções que exerce. É a interface entre o meio externo e o interno, previne a perda de água, regula o equilíbrio hidroeletrolítico, controla a temperatura corporal e recebe os estímulos sensoriais de tato, pressão, temperatura e dor. A pele é constituída por duas camadas, a epiderme e a derme. A epiderme é a camada mais externa, composta de sobreposição de células cutâneas, que são trocadas diariamente. Na derme, que apresenta fibras finas de elastina e colágeno, estão localizadas as glândulas sudoríparas e as sebáceas, as unhas, os pelos e os melanócitos – células responsáveis pela pigmentação da pele. Assim, a pele exerce funções de excreção e proteção. Abaixo da derme, existe uma camada de tecido subcutâneo, composto predominantemente de células de gordura, tecido conjuntivo frouxo, capilares, terminações nervosas e folículos pilosos. Sua importância consiste na proteção contra impactos no corpo (Spirduso, 2005; Pereira, 2016).

No envelhecimento, as alterações do sistema tegumentar caracterizam-se por:

    a. diminuição da capacidade de regeneração, tornando a pele mais fina, menos elástica, mais permeável e menos resistente às agressões do meio;
    b. menor capacidade de exibir uma resposta inflamatória pela diminuição da irrigação sanguínea;
    c. aspecto pálido e ressecado pela diminuição da circulação e perda de glândulas sebáceas;
    d. perda da eficiência na produção de suor, comprometendo a termorregulação.

Os idosos perdem a eficiência para resfriar o corpo com a produção do suor, por isso atividades que os exponham a altas temperaturas ou que sejam realizadas em ambientes pouco ventilados devem ser monitoradas. O primeiro sinal de que algo está em desequilíbrio é o cansaço, mesmo em atividade de baixa intensidade. Atividades e esportes que exijam contato físico podem causar lesões de difícil cicatrização; pelo fato de a pele ser fina, ela rasga e, com a diminuição da microcirculação na derme, a regeneração do ferimento fica comprometida. Em virtude ainda da diminuição dos receptores nervosos, o sentido do tato é alterado; manusear objetos (halteres, bolas etc.), por exemplo, torna-se menos eficiente.

2.5.2 Envelhecimento do sistema sensorial

Segundo Pedrão (2016, p. 344),

> os déficits sensoriais podem se instalar gradualmente ao longo de vários anos, sendo pouco percebidos de início, mas causando restrição nas atividades rotineiras e redução da funcionalidade e da independência. Indivíduos que sofrem essas privações têm maior risco de desenvolver declínio cognitivo, isolamento social e transtorno depressivo, com queda na qualidade de vida.

O declínio do olfato e do paladar tem relação direta com perda do apetite, escolhas alimentares erradas e desnutrição, interferindo diretamente na qualidade do envelhecimento.

Spirduso (2005, p. 177) explica que "o sistema visual é um importante contribuinte para o equilíbrio, fornecendo informações sobre o ambiente e a localização, a direção e a velocidade de movimento do indivíduo". O envelhecimento compromete a capacidade de detectar a informação espacial que auxilia no equilíbrio. A percepção de contraste necessita de três vezes mais estímulos em baixas frequências, a capacidade de distinguir profundidade se torna mais fraca e há uma gradativa perda da visão periférica, que tem relação com o equilíbrio dinâmico, pois auxilia no controle da oscilação anteroposterior do corpo.

Para Freitas, Miranda e Nery (2002, p. 611), as alterações degenerativas da estrutura anatômica do olho, com prejuízo da visão, estão associadas ao envelhecimento: "A capacidade visual decresce, aumenta a sensibilidade à luminosidade, há perda da nitidez das cores e da capacidade de adaptação noturna e, algumas vezes reduzindo o campo visual".

A perda auditiva pode ser periférica ou central. Na periférica, o estímulo sonoro se perde nas estruturas do ouvido e não chega à cóclea. Na central, também denominada *sensorineural*, há problemas na cóclea ou na inervação. Conforme Pedrão (2016, p. 355), "aos 60 anos, 44% das pessoas têm perda auditiva significativa. Entre 70 e 79 anos, essa proporção pode chegar a 66% e, após os 80 anos, a 90%. Em idosos, a perda auditiva relaciona-se independentemente a declínio cognitivo acelerado e a comprometimento cognitivo persistente".

O ouvido interno tem também a função vestibular, responsável pela manutenção do equilíbrio; os canais semicirculares dão informação sobre a mudança de direção, e os receptores no sáculo e no utrículo dão a referência vertical estática. Os neurônios dessas estruturas influenciam os neurônios motores da medula espinhal, que ativam os músculos extensores. Spirduso (2005, p. 178) afirma que "com o envelhecimento os neurônios vestibulares diminuem tanto em número como em tamanho de fibra nervosa, começando aproximadamente aos 40 anos". E, com o avanço do envelhecimento, a sensibilidade dos receptores periféricos do sistema vestibular é reduzida.

O sistema somatossensorial fornece informações relacionadas ao contato (tato) e à posição do corpo. Inclui receptores cutâneos, que geram informações sobre a posição dos membros e do corpo, e receptores musculares e articulares, que sinalizam a mudança da posição dos membros (estes declinam pouco no envelhecimento).

Pedrão (2016, p. 247) esclarece que a "visão, em associação às aferências somatossensoriais vestibulares e musculares, auxilia no controle postural. Alterações nessas aferências provocam mudanças na marcha, com desequilíbrio, maior gasto energético, fraqueza muscular e quedas". Viganó et al. (2015, p. 116) sintetizam: "Os prejuízos ocasionados pela perda auditiva em idosos englobam questões físicas, psicológicas e sociais, comprometendo a comunicação e interação com a coletividade, ou seja, restringindo sua participação na sociedade".

Síntese

Envelhecimento fisiológico – resumo

Sistema	Alterações	Na prática
Cardiovascular	Estruturais: rigidez e aumento de espessura e calcificação dos tecidos com infiltração gordurosa. Funcionais: diminuição da resposta de elevação da frequência cardíaca ao esforço.	Diminuição da reserva funcional, limitando o desempenho durante a atividade física.
Pulmonar	Estruturais: achatamento dos espaços dos discos intervertebrais; redução dos espaços intercostais. No pulmão, aumento do espaço morto, alargamento e calcificação das cartilagens traqueais e brônquicas, achatamento dos sacos alveolares e redução da superfície alveolar. Funcionais: redução da elasticidade pulmonar e da capacidade de difusão do oxigênio.	Maior consumo de O_2 e gasto energético no exercício físico.

(continua)

(continuação)

Sistema	Alterações	Na prática
Nervoso	Central: retração do corpo celular dos grandes neurônios, aumento relativo da população dos pequenos neurônios e adelgaçamento da espessura cortical. Periférico: Alteração estrutural e perda de neurônios motores.	Perda gradual da capacidade motora; redução da destreza e dos reflexos; perda da capacidade de coordenação; diminuição sensorial; falta de tolerância a mudanças de temperatura.
Metabólico/ endócrino	Redução na ativação e no ajuste do eixo "hipotálamo-pituitário", que regula a ação de toda a rede hormonal, provocando um efeito progressivo nas glândulas secretoras de hormônios, atingindo vários sistemas e tecidos corporais.	Aumento da intolerância à prática de atividade física no calor; menor percepção da sede; alteração no sono; fraqueza, fadiga e ganho de peso; propensão a diabetes; menor resposta dos tecidos à insulina; obesidade; osteoporose.
Locomotor	Osteoarticulares: desequilíbrio nos processos de formação e absorção óssea. Físico-químicas nas cartilagens. Musculares: o tecido muscular é substituído por colágeno e gordura. Alterações no sistema nervoso central e no sistema nervoso periférico: sinapses sofrem lentidão.	Fragilidade óssea – osteoporose; enrijecimento das cartilagens, diminuindo a amplitude articular; perda da massa muscular – fragilidade para executar as tarefas; aumento do tempo de reação; aumento do balanço postural.

(conclusão)

Sistema	Alterações	Na prática
Tegumentar	Diminuição da capacidade de regeneração; menor elasticidade; menor resistência; diminuição da irrigação sanguínea e da resposta inflamatória; diminuição do número de glândulas sebáceas e receptores nervosos.	Perda da eficiência em resfriar o corpo; dificuldade em manusear objeto; alteração no equilíbrio.
Sensorial	Declínio do olfato e do paladar, que tem relação direta com a perda do apetite; capacidade visual decrescente; aumento da sensibilidade à luminosidade; perda da nitidez das cores; perda da capacidade de adaptação noturna; redução do campo visual; perda auditiva; diminuição da função vestibular por alteração neural; diminuição nos receptores cutâneos – tato.	Desnutrição; alteração na capacidade de detectar informações espaciais que auxiliam no equilíbrio; declínio cognitivo, que compromete a comunicação e a interação na sociedade; alteração na percepção da posição dos membros e do corpo.

■ Atividades de autoavaliação

Imagine que você foi aprovado em um concurso público para a Secretaria de Esportes de seu município. Logo ao assumir o cargo, você se depara com aulas de ginástica para idosos. O grupo já está funcionando há bastante tempo e você vai substituir o professor anterior, que se aposentou. São ao todo 30 alunas, todas mulheres, entre 58 e 89 anos, com diferentes peculiaridades referentes ao envelhecimento, identificadas pelos dados da ficha de cadastro da atividade. Responda às perguntas a seguir identificando as alterações causadas pelo processo de envelhecimento dos sistemas fisiológicos, o nível de funcionalidade e os tipos de envelhecimento que se destacam.

1. Dona Rosa é cuidadora do marido acamado por um derrame. Ela tem artropatia de coluna cervical, então está sempre com a cabeça baixa. Não falta às aulas, mas cansa-se facilmente, mesmo com as movimentações mais suaves, portanto sempre se posiciona próxima a um banco. Apesar da fragilidade, pensa ser a responsável pelo bem-estar do marido, recusando a ajuda de parentes. Com base nessas informações, as características que mais se destacam nessa aluna são:

   a) envelhecimento do sistema cardiovascular e locomotor, envelhecimento social inadequado.
   b) envelhecimento do sistema pulmonar, nível de funcionalidade I.
   c) envelhecimento do sistema endócrino, envelhecimento cognitivo alterado.
   d) envelhecimento do sistema cardiovascular, envelhecimento funcional adequado.
   e) envelhecimento do sistema pulmonar e locomotor, nível de funcionalidade III.

2. Mariazinha sempre vem para a aula com a vizinha. Carinhosa e magrinha, todos os dias pergunta seu nome e lhe traz uma flor. Certo dia, apareceu sozinha na aula e você descobriu que a filha de Mariazinha tinha esquecido a porta aberta. Com base nessas informações, as características que mais se destacam nessa aluna são:

   a) envelhecimento do sistema cardiovascular e locomotor, envelhecimento social adequado.
   b) envelhecimento do sistema nervoso, nível de funcionalidade I.
   c) envelhecimento do sistema nervoso, envelhecimento cognitivo inadequado.
   d) envelhecimento do sistema cardiovascular, nível de funcionalidade III.
   e) envelhecimento do sistema tegumentar e locomotor, envelhecimento funcional adequado.

3. Sueli é uma das mais jovens e ainda exerce sua profissão: costureira. Entrou para a ginástica por ter dores na coluna, decorrentes do fato de estar sempre sentada, por ter ganho muito peso recentemente e por estar sentindo "calorões". Anda abatida com as mudanças corporais próprias dessa fase, toma antidepressivos. Com base nessas informações, as características que mais se destacam nessa aluna são:

   a) envelhecimento do sistema cardiovascular e locomotor, envelhecimento social inadequado.
   b) envelhecimento do sistema pulmonar, nível de funcionalidade I.
   c) envelhecimento do sistema endócrino, envelhecimento psicológico alterado.
   d) envelhecimento do sistema cardiovascular, envelhecimento funcional adequado.
   e) envelhecimento do sistema pulmonar e locomotor, nível de funcionalidade III.

4. Agnes é magra e tem olhos claros. Gosta de sorrir, faz a aula inteira quase sem parar e participa de bailes. Está retornando às aulas após um ano, pois teve uma fratura na costela depois de seu par de dança abraçá-la num rodopio. Com base nessas informações, as características que mais se destacam nessa aluna são:

   a) envelhecimento do sistema cardiovascular e locomotor, envelhecimento social inadequado.
   b) envelhecimento do sistema pulmonar, nível de funcionalidade I.
   c) envelhecimento do sistema endócrino, envelhecimento cognitivo alterado.
   d) envelhecimento do sistema cardiovascular, envelhecimento funcional adequado.
   e) envelhecimento do sistema locomotor, nível de funcionalidade IV.

5. Neusa usa óculos com lentes grossas, mas que não escondem sua beleza. Seu filho a traz para a ginástica todos os dias de aula e volta para buscá-la. Está sempre se candidatando a *miss* terceira idade, mesmo depois de perder quase totalmente a visão. Com base nessas informações, as características que mais se destacam nessa aluna são:

a) envelhecimento do sistema cardiovascular e locomotor, envelhecimento social inadequado.
b) envelhecimento do sistema sensorial, envelhecimento psicológico adequado.
c) envelhecimento do sistema endócrino, envelhecimento cognitivo alterado.
d) envelhecimento do sistema sensorial, envelhecimento funcional adequado.
e) envelhecimento do sistema pulmonar e locomotor, nível de funcionalidade III.

■ Atividades de aprendizagem

Questões para reflexão

1. Rosa, Mariazinha, Agnes, Sueli e Neusa fazem aula com outras 25 idosas. Elas relataram que houve um acidente desagradável em uma aula recreativa, o que fez com o grupo ficasse receoso com atividades diferentes. A atividade que havia sido aplicada consistia em cada idosa estourar um balão amarrado com barbantes no tornozelo das outras idosas. Em dado momento, uma idosa prendeu o balão de outra que tentou fugir. O barbante em seu tornozelo, mesmo levemente amarrado, provocou um corte que tirou a pele em toda a volta da perna da idosa, expondo a parte subcutânea (como se tirasse uma

meia). No caso desse acidente, qual foi o sistema fisiológico envolvido? Descreva as características dele durante o envelhecimento. O que você pode concluir sobre o uso de materiais em atrito com a pele idosa?

2. Em uma das atividades com esse grupo animado de senhoras, foi desenvolvido um deslocamento anteroposterior (caminhar para a frente e para trás) ao ritmo da música. Todas estavam indo muito bem, até que Agnes tropeçou no próprio pé ao caminhar para trás, caindo na direção de Sueli. Sueli conseguiu amparar a cabeça e o corpo de Agnes, e esta caiu suavemente no chão. Porém, como estava reclamando de dor, foi orientada a não se mexer até o atendimento de emergência chegar. Os paramédicos que a examinaram constataram fratura no punho. Com base nessas informações e no histórico de Agnes (ver a questão 4 da seção "Atividades de autoavaliação"), o que explica a ocorrência de uma fratura mesmo em um choque suave? Responda com base nas informações sobre o envelhecimento dos sistemas fisiológicos apresentadas neste capítulo.

Atividade aplicada: prática

1. Visite algum lugar que atenda idosos, de preferência, com exercícios físicos. Observe e analise as características do grupo e identifique se o condutor da atividade propõe atividades que respeitam o envelhecimento dos sistemas, conforme descrito neste capítulo (por exemplo: Há risco de quedas ou choques? Para executar a atividade, é preciso ter boa acuidade visual ou auditiva? Qual é o tempo de reação esperado? Os idosos se hidratam durante a aula?).

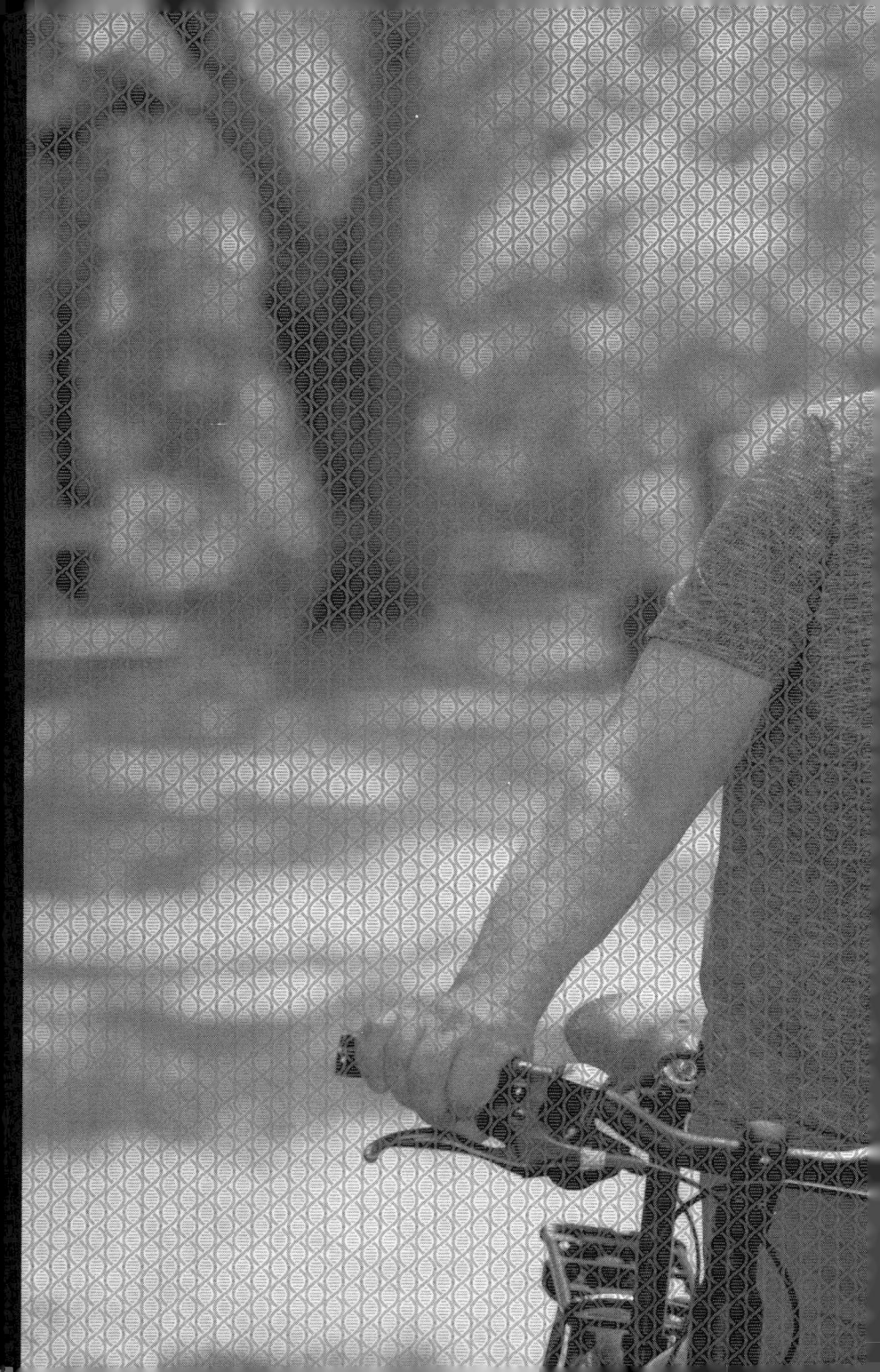

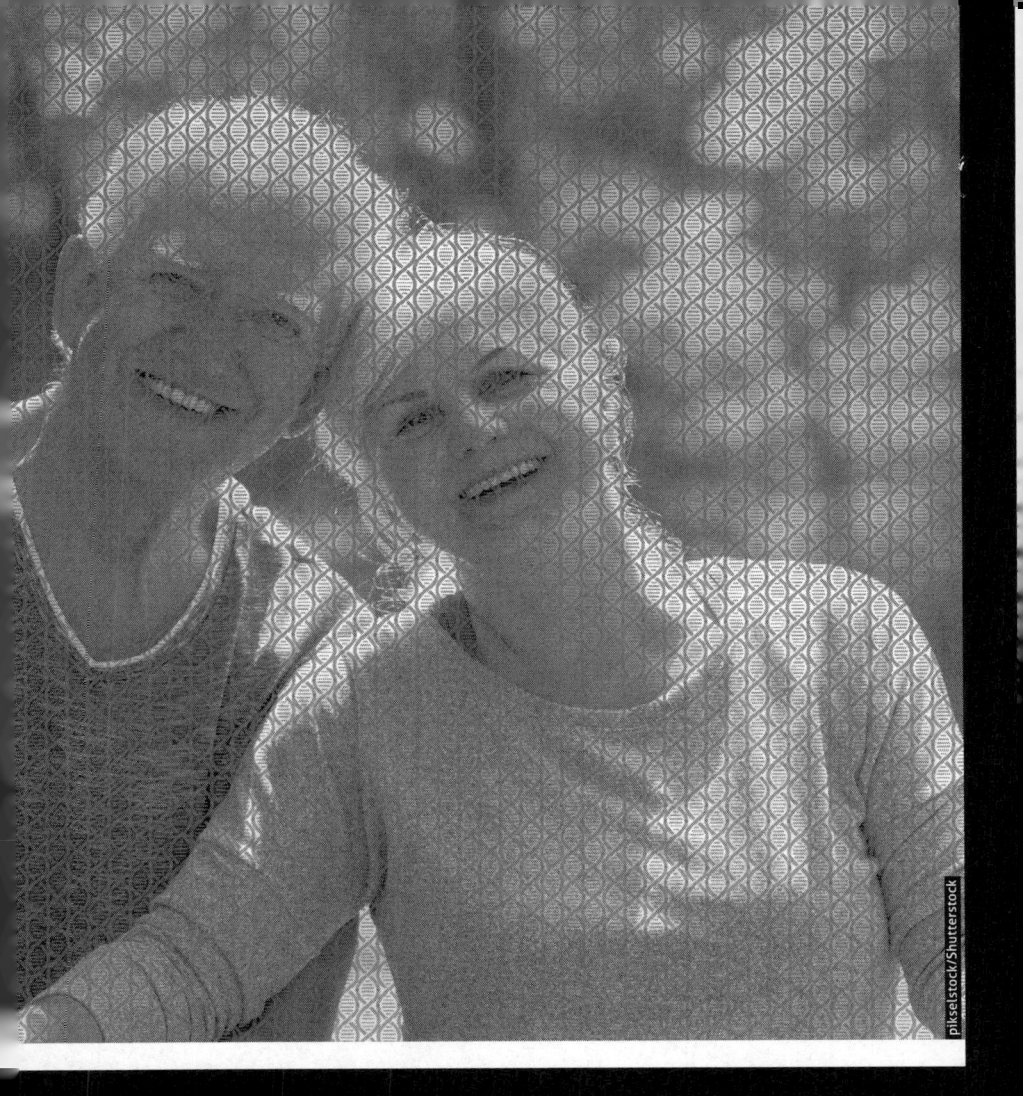

Capítulo 3

Benefício dos exercícios físicos

Qual é a relação entre envelhecer e praticar exercícios físicos? Podemos responder a essa questão sob dois pontos de vista. Primeiramente, é possível observar a longevidade da vida ativa de um indivíduo, ou seja, os efeitos do treinamento físico no organismo ao envelhecer considerando-se as semelhanças e as diferenças em relação ao corpo adulto jovem. Sob essa ótica, a treinabilidade está preservada no idoso saudável, isto é, o organismo, ao envelhecer, ainda é capaz de realizar o ajuste cardiovascular e o neuromuscular necessários para se adaptar ao esforço. No entanto, assim como nos jovens, as respostas adaptativas ao exercício variam individualmente, de acordo com a combinação de disposição genética e estímulos adequados (ACSM, 2009). Dessa forma, ex-atletas profissionais, esportistas e outros indivíduos em envelhecimento privilegiado (níveis funcionais V e VI) poderão exercer suas práticas de exercícios físicos até idades avançadas, inclusive participando de eventos competitivos, se desejarem. O fato de envelhecer não é limitador de práticas esportivas de excelência, porém os parâmetros e índices de desempenho devem ser adaptados em relação aos seus pares.

Contudo, essa perspectiva é modificada na presença de limitações funcionais advindas de doenças crônicas não transmissíveis ou lesões crônicas incapacitantes que alterem a classificação de funcionalidade do idoso e sua relação com o exercício. Assim, há uma segunda vertente, que se concentra nos benefícios do exercício físico na reparação e na manutenção das variáveis fisiológicas, seja em indivíduos predominantemente ativos com limitações, seja em idosos previamente sedentários e/ou fragilizados. Nesse sentido, a atividade física aumenta a expectativa de vida média pela limitação do desenvolvimento de doenças crônicas, reduzindo os efeitos do envelhecimento secundário e preservando ou restaurando a capacidade funcional mesmo em idosos anteriormente sedentários (ACSM, 2009).

É, portanto, essencial observar o perfil do idoso sobre quem são feitos os estudos e também os artigos científicos que fundamentam a prescrição de exercícios principalmente no que se refere à quantidade, à duração, à intensidade e à frequência necessárias para se atingirem os benefícios esperados antes de repetir modelos que possam ser inadequados a populações diferentes das estudadas. A experiência prática profissional com idosos demonstra que a maior parte dos indivíduos que buscam grupos de exercícios físicos chega ao profissional de Educação Física com limitações de funcionalidade, historicamente sedentários ou encaminhados por um médico (como tratamento coadjuvante de doenças crônicas); raros são os idosos atletas.

Qual é a vantagem de ser um idoso ativo? "Parece que a atividade física pode ser o fator de hábito de vida que discrimina os indivíduos entre aqueles que experimentam ou não o envelhecimento de sucesso" (ACSM, 2009, p. 1515, tradução nossa). Idosos ativos, quando comparados com inativos, apresentam menor taxa de doença cardíaca coronária, hipertensão, derrame, diabetes, câncer de cólon ou de mama, um nível maior de condicionamento cardiorrespiratório e muscular, massa óssea mais saudável e saúde funcional, exibindo menor risco de quedas e melhor função cognitiva (WHO, 2011).

Entretanto, um estilo de vida ativo também se refere à mobilização para outras formas de gasto energético além dos exercícios físicos planejados. Criar opções de participação ativa para os grupos de idosos contribui para a aquisição dos benefícios sugeridos pela prática dos níveis adequados de atividades físicas propostas. Nesse contexto, a participação em eventos de recreação e lazer é parte importante no desenvolvimento do hábito da atividade física, mesmo que, na comparação com programas de treinamento aeróbico ou resistido, poucas pesquisas sobre seus benefícios fisiológicos tenham sido desenvolvidas. Em outra perspectiva, trabalhos mais recentes têm alertado para o impacto do tempo diário total gasto em atividades sedentárias e o nível de fragilidade dos idosos, sugerindo que as intervenções devam favorecer concomitantemente a inclusão de atividades físicas moderadas ou vigorosas e a redução do tempo em atividades sedentárias contínuas ou acumuladas (Del Pozo-Cruz et al., 2017), principalmente entre idosos mais frágeis (Theou et al., 2017).

De que modo o exercício físico reduz o envelhecimento secundário? O reconhecimento dos exercícios físicos para um envelhecimento bem-sucedido ou para manutenção e reabilitação das capacidades físicas é uma proposta presente nos documentos oficiais da Organização Mundial da Saúde (OMS) desde 1998 (WHO, 1998), assim como é o que orienta as diretrizes da atenção básica do Ministério da Saúde do Brasil (Brasil, 2006, 2010), o American College of Sports Medicine (ACSM, 2009) e o programa sobre envelhecimento da OMS (WHO, 2011). De modo geral, essas recomendações apontam que um programa de exercícios pode ter impacto positivo na saúde, limitando a progressão de doenças não transmissíveis (DNTs), e na aptidão física do idoso (nível de funcionalidade), quando promove:

- aumento da flexibilidade e da amplitude articular;
- fortalecimento da musculatura e aumento da massa muscular;

- diminuição da perda óssea;
- melhora da capacidade pulmonar;
- controle da pressão arterial;
- melhora da glicose sanguínea.

Também é importante perceber que o exercício proporciona a melhora da autoimagem, da autoconfiança e da afetividade, aumentando a socialização e a atitude positiva perante a vida (Rauchbach, 2016). Considerando-se as recomendações desses documentos, muitas pesquisas têm sido desenvolvidas sobre a influência dos exercícios físicos no idoso, projetando um crescente número de informações que norteiam a prática profissional e o desenvolvimento de ações e estratégias pelos órgãos governamentais com vistas ao envelhecimento ativo da população.

Mas quanto de exercícios físicos o idoso precisa para completar sua rotina e conquistar as melhoras na saúde e na aptidão física preconizadas? As recomendações da OMS (WHO, 2011) para a realização de atividades físicas por pessoas com 65 anos ou mais estão indicadas no Quadro 3.1, porém há duas ressalvas em sua interpretação: a OMS leva em conta o total de atividade física para sua prescrição, então considera as atividades ocupacionais, de deslocamento e os exercícios físicos programados; não diferencia o nível de funcionalidade, mas alerta que há necessidade de precauções extras e aconselhamento médico para aqueles em condições especiais de saúde, além de apontar ser necessária a realização do máximo possível de atividades físicas que sua condição permitir (WHO, 2011).

Quadro 3.1 Recomendações da OMS para a prática de atividades físicas por idosos

Objetivo	Tipo de exercício	Frequência mínima
Melhorar o condicionamento cardiorrespiratório e muscular e a saúde óssea e funcional	Atividades aeróbicas – séries contínuas de, no mínimo, 10 minutos	- 150 min/sem* de intensidade moderada - 75 min/sem de intensidade vigorosa ou uma combinação de vigorosa com moderada
Benefícios adicionais	Atividades aeróbicas – séries contínuas de, no mínimo, 10 minutos	- 300 min/sem de intensidade moderada - 150 min/sem de intensidade vigorosa ou uma combinação de vigorosa com moderada
Melhorar a mobilidade	Atividades que melhorem o equilíbrio	3 ou mais vezes/semana
Fortalecer a musculatura	Exercícios de força para grandes grupos musculares	2 ou mais vezes/semana

*min/sem = minutos por semana
Fonte: Elaborado com base em WHO, 2011.

É comum notar, ao atender um grupo de idosos, que alguns deles viveram muitos anos sem se dedicarem a exercícios físicos ou exerceram ocupações com baixo nível de esforço físico pela maior parte de sua vida. Assim, como são iniciantes nos programas de exercícios, a OMS (WHO, 2011) recomenda introduzir as atividades físicas em pequenas quantidades no cotidiano dessas pessoas e aumentar gradativamente a duração, a frequência e a intensidade até que se atinjam as metas mínimas recomendadas para obter melhora funcional.

O objetivo principal deste capítulo é orientar a prescrição de atividades físicas considerando-se as recomendações da OMS, as vivências práticas e o conhecimento científico gerado por estudos recentes acerca dos efeitos dos principais tipos de exercícios físicos indicados para idosos. Além disso, é necessário refletir sobre a importância do desenvolvimento das capacidades físicas sugeridas pelos pesquisadores em relação a situações do cotidiano da população envelhecida e sobre a prática de exercícios físicos, que não se resume a um papel fisiológico, científico ou técnico, em que basta aplicar a quantidade, a intensidade e a frequência previamente sugeridas. Os aspectos psicológicos e emocionais precisam estar envolvidos nessa prática, despertando-se no idoso a prontidão emocional para a experiência que fisiologicamente melhorará sua saúde. O profissional que trabalha com o idoso deve ter a consciência de que o bom senso e a sensibilidade ao se criar um ambiente acolhedor permeiam os resultados positivos, pois "tão importante quanto investigar os benefícios proporcionados por essas práticas, é compreender como motivar as pessoas a se manterem engajadas neste propósito" (Maciel, 2010, p. 1024).

Levando-se em conta o universo de práticas corporais indicadas ao idoso, o programa de atividades deve respeitar o nível de aptidão física e funcionalidade e trabalhar **todas** as qualidades físicas (valências físicas) descritas neste capítulo.

3.1 Exercícios cardiorrespiratórios

Exercícios cardiorrespiratórios são aqueles que produzem um aumento da frequência cardíaca e o consequente aumento do volume de oxigênio. O objetivo é adquirir resistência física para as atividades cotidianas por meio do fortalecimento cardiovascular. O condicionamento cardiorrespiratório produz menor frequência cardíaca de repouso e menor elevação da pressão sanguínea sistólica, diastólica e média durante o esforço submáximo, além de melhora na capacidade vasodilatadora e na captação de oxigênio pelos músculos treinados, entre outros efeitos cardioprotetores (ACSM, 2009). As qualidades físicas (valências físicas) envolvidas são as resistências aeróbica e anaeróbica:

- Resistência aeróbica: é a capacidade dos sistemas circulatório e respiratório de se ajustarem e/ou se recuperarem dos efeitos de atividades como andar acelerado, correr, nadar, andar de bicicleta, praticar remo, dançar e outras da vida diária de intensidade moderada ou vigorosa. O desenvolvimento da resistência aeróbica permite melhorar o desempenho dos sistemas circulatório e respiratório (melhora do VO_2 máximo e da tolerância ao exercício), conferindo ao idoso a capacidade de manter-se em atividade por um longo período.
- Resistência anaeróbica: é a qualidade física que permite realizar esforços de alta intensidade por mais tempo em condições de ausência de oxigênio. A falta dessa qualidade física é facilmente percebida no caminhar do idoso fisicamente frágil, para quem essa ação se torna um esforço anaeróbico (Santarém, 2004).

O aumento da capacidade de adaptação ao esforço em idosos se adquire com o treinamento da resistência aeróbica, enquanto o treinamento da resistência anaeróbica "não deve ser enfatizado como conteúdo a ser trabalhado nos programas de atividades para essa população. Deve ser evitado, ao primeiro sinal de cansaço e fadiga muscular é necessário fazer redução gradativa da atividade" (Rauchbach, 2016, p. 391).

E, na prática, existem alterações na resposta ao treinamento aeróbico ao envelhecer? A principal diferença na treinabilidade de idosos em relação aos adultos jovens está no maior tempo de adaptação ao exercício para obter um nível de melhora equivalente (ACSM, 2009). Porém, tanto idosos sedentários quanto idosos com história de vida esportiva podem usufruir das adaptações do treinamento aeróbico para sua saúde.

Em idosos esportistas e atletas (níveis de funcionalidade V e VI), as consequências da prática de atividades aeróbicas ao longo da vida mostram-se, principalmente, na maior capacidade de transportar e usar oxigênio, na melhor densidade mineral óssea, na composição corporal mais favorável, no menor estresse cardiovascular e metabólico durante o esforço submáximo, num perfil de risco coronário menor e na maior velocidade de condução nervosa em relação a idosos de vida sedentária (ACSM, 2009). Esses ganhos representam a redução do envelhecimento secundário e, com isso, um envelhecimento com menos limitações, ainda mais se o exercício continuar a ser praticado. Mesmo os idosos sedentários conseguem melhorar o controle do peso corporal, a glicemia e o nível de triglicerídeos sanguíneos e minimizar as perdas ósseas (fator importante na prevenção da osteoporose), além de aumentar significativamente sua capacidade aeróbica ao participar de programas de exercícios aeróbicos em relação aos valores pré-treino. No entanto, após os 75 anos, as melhoras apresentadas são menos acentuadas do que nos idosos mais jovens, provavelmente pela menor capacidade de adaptação aos estímulos do exercício (ACSM, 2009). Assim, os programas de treinamento aeróbico que incluam idosos acima de 75 anos, em geral, precisam considerar estratégias de motivação que promovam a continuidade do exercício para esse estrato etário, uma vez que o tempo para se sentirem confortáveis com o esforço é maior do que no adulto jovem e a amplitude dos ganhos é menor do que nos idosos mais jovens participantes da mesma atividade.

Com relação à quantidade de atividades aeróbicas necessárias para obter esses benefícios, a OMS (WHO, 2011) recomenda o acúmulo semanal de 150 a 300 minutos de atividades aeróbicas moderadas ou de 75 a 150 minutos de atividades aeróbicas vigorosas ou ainda uma combinação entre moderadas e vigorosas. Preferencialmente, a frequência de treinamento deve ser de, no mínimo, três vezes por semana (ACSM, 2009). Por exemplo, distribuindo os minutos totais (150 minutos por semana) por três sessões, temos 50 minutos por sessão em exercício moderado. Essa recomendação contempla a soma de cargas de exercícios físicos, atividades de lazer, deslocamentos e atividades ocupacionais que atinjam a intensidade sugerida (moderada ou vigorosa) durante ao menos 10 minutos contínuos. Em outra abordagem, Tudor-Locke et al. (2011) quantificam o total de atividades físicas aeróbicas sugeridas pelo número de passos necessários para a saúde, o que seria equivalente, aproximadamente, a algo entre 7 mil ou 10 mil passos diários. A contagem de passos é facilitada pelo uso de um pedômetro, porém, na prática, sem o uso do aparelho, utilizar o referencial por tempo é mais conveniente.

À quantidade é preciso acrescentar o fator regularidade. A duração mínima de programas de condicionamento aeróbico para provocar resultados significativos é de 16 semanas, com aumentos adicionais de VO_2 máximo entre 20 e 30 semanas (ACSM, 2009). Por outro lado, o destreinamento aeróbico leva a uma perda de condicionamento cardiovascular e metabólico mais rápida do que em jovens adultos (ACSM, 2009), o que é particularmente importante em programas públicos de exercícios que são descontinuados em época de férias (dezembro, janeiro e fevereiro) ou por desligamento voluntário do idoso para viagens (hábito comum). O participante deve ser esclarecido e orientado a realizar alguma atividade que substitua a prática usual, a fim de reduzir o destreinamento aeróbico.

Além disso, a intensidade das atividades realizadas deve ser enfatizada, mantendo-se em torno de 60% do VO_2 máximo pré-treino para atividades contínuas ou variações de 70% do VO_2 máximo pré-treino ou mais em programas intervalados (ACSM, 2009). No entanto, a aferição da intensidade durante a modalidade aplicada pode ser uma dificuldade quando há uso de medicamentos que alterem a frequência cardíaca e a pressão arterial, por exemplo. Assim, a utilização de escalas de percepção subjetiva do esforço tem sido uma alternativa prática para se verificar indiretamente a resposta ao estresse induzido pelo exercício, tanto em aulas de atividades aeróbicas como a hidroginástica (Batista et al., 2017) quanto em exercícios resistidos (Morishita et al., 2013). Na prática, para que o idoso atinja a intensidade moderada, é preciso que sua percepção de esforço esteja entre 5 e 6 para atividades moderadas ou entre 7 e 8 para atividades intensas, numa escala de 0 a 10 (ACSM, 2009), como a CR-10 de Borg (1982), em que 0 corresponde ao repouso, e 10, ao máximo esforço. Mais ainda, o aluno idoso precisa estar familiarizado com esse tipo de medida, ou seja, o profissional deve explicar como interpretar suas sensações e atribuí-las aos valores da escala antes de aplicar a atividade. Talvez possa ser mais habitual para o idoso compreender uma escala de 0 a 10 do que uma de 6 a 20 (escala de Borg mais conhecida), porém ambas produzem o mesmo efeito no controle da intensidade.

A modalidade de exercício cardiorrespiratório mais indicada para melhorar a resistência aeróbica do idoso é a caminhada, que deve ser realizada em um ritmo acelerado para a obtenção dos benefícios, mas com intensidade moderada, que permita ao indivíduo expressar uma sentença com clareza e sem interrupção enquanto caminha (Rauchbach, 2016). É importante que o ritmo da caminhada seja prescrito corretamente e monitorado, pois caminhadas em ritmos autosselecionados parecem não promover ganhos significativos em relação à agilidade, à força, ao equilíbrio e ao condicionamento cardiorrespiratório de idosos (Jacinto; Buzzachera; Aguiar, 2016). Após seis meses (24 semanas) de um programa de caminhada em intensidades entre 4 e 6 na escala CR-10, já foi possível observar melhora no teste aeróbio de 6 minutos, redução da circunferência abdominal e remissão de sintomas depressivos em idosos (Branco et al., 2015). Isso ocorre porque tanto o condicionamento físico quanto o treinamento de exercícios aeróbicos são associados a uma redução no risco de depressão clínica e ansiedade e a uma melhora do autoconceito e da autoestima (ACSM, 2009).

A caminhada também está relacionada ao aumento da densidade mineral óssea em mulheres pós-menopausa, após um ou dois anos de prática, quando associada a cargas de alta intensidade, como subir e descer escadas, fazer caminhada acelerada, praticar corrida leve (trote) ou usar roupas pesadas (ACSM, 2009).

Para o treinamento de todas as valências físicas, é necessário avaliar a efetividade do exercício proposto, considerando-se intensidade, frequência e duração, assim como o idoso a quem se aplica a atividade. Por exemplo, se a idosa com massa óssea reduzida tem ou não condições clínicas de experimentar cargas mais intensas durante a caminhada. O estímulo à osteogênese deve ser feito por atividades alternativas, como exercícios resistidos. Da mesma forma, quando existe a limitação articular de membros inferiores ou da coluna lombar, caso em que a caminhada não é a melhor opção, atividades em piscina, como natação e hidroginástica, são as mais indicadas para o desenvolvimento do condicionamento aeróbico. Se a pessoa a ser orientada for um idoso frágil, é preciso, primeiramente, aumentar a massa muscular e, por consequência, o equilíbrio para, depois, inserir o treinamento aeróbico, pois, segundo Santarém (2004), uma pessoa frágil caminha com interrupções em virtude da fadiga muscular, o que repercute no sistema cardiorrespiratório. O ambiente da piscina, em que, mesmo com os pés no chão, a oscilação da água pela movimentação dos alunos perturba o equilíbrio, não é indicado para idosos frágeis pelo risco de afogamento.

Mas que outras modalidades aeróbicas podem ser aplicadas ao idoso? Correr (se não houver limitações do aparelho locomotor), dançar, nadar, andar de bicicleta, fazer hidroginástica, fazer ginástica aeróbica para idosos, entre outras.

3.2 Exercícios resistidos

Os exercícios resistidos podem ser definidos como contrações musculares realizadas contra resistências graduais e progressivas, mediante a aplicação de cargas (pesos) ou da sustentação da própria massa corporal. Cada exercício resistido é executado em séries, que consistem no conjunto de repetições de determinado movimento, composto de uma contração muscular concêntrica e outra excêntrica ou de uma isométrica. Geralmente, o número de repetições por série varia de acordo com o tipo de adaptação muscular desejada (em relação à valência física) e a carga escolhida para o esforço (determinada por teste inicial de força). Se o exercício for isotônico, conta-se o número de repetições referente ao número de ciclos de contração concêntrica/excêntrica; se for isométrico, conta-se o tempo de sustentação da contração estática em minutos ou segundos. Entre uma série e outra, pode haver um intervalo de descanso, que deve variar de acordo com a intensidade do estímulo, sendo sugerido um a dois minutos para alunos idosos, para permitir a recuperação da capacidade contrátil da musculatura. Partindo-se desse princípio, existem diferentes variáveis que podem ser manipuladas na execução de programas de treinamento resistido (ver Quadro 3.2). A escolha, no entanto, dependerá do objetivo (desenvolvimento de valência física), do nível funcional do aluno idoso e dos materiais disponíveis (equipamentos ou materiais alternativos).

As principais variáveis aplicadas ao treinamento resistido são:

- seleção dos exercícios;
- tipo de contração muscular;
- número de grupos musculares por sessão;
- número de séries por grupo muscular;
- número de repetições por série;
- amplitude de movimento;

- número de sessões por semana;
- carga (peso);
- intervalo entre as séries;
- intervalo entre as sessões;
- ordem dos exercícios;
- execução por tempo ou por repetições.

As qualidades físicas que se pode desejar obter por meio do exercício resistido são: resistência muscular localizada, força estática, força dinâmica, força explosiva e potência muscular. Segundo Rauchbach (2016), tais qualidades podem ser assim definidas:

- **Resistência muscular localizada (RML)**: é a capacidade dos músculos de manter uma força submáxima repetidamente. O treinamento da RML em idosos tem como objetivo a adaptação neuromuscular para suportar as exigências do dia a dia. Associada à força muscular e à flexibilidade, melhora o desempenho das atividades da vida diária (AVDs), que, do ponto de vista biomecânico e homeostático, mantêm a integridade do organismo.
- **Força estática**: é a capacidade de realizar uma tensão muscular intensa sem realização de movimento, isto é, um exercício isométrico. A prática leva à recuperação e à manutenção muscular. O principal objetivo é a adaptação orgânica a situações imprevistas, aquelas que levam ao aumento do nível pressórico arterial, vivenciadas no cotidiano quando o idoso sustenta algo muito pesado, como uma criança dormindo.
- **Força dinâmica**: é a "capacidade derivada da contração muscular, que nos permite mover o corpo, levantar objetos, empurrar, puxar, resistir a pressões e sustentar cargas" (Rauchbach, 2016, p. 388). O treinamento para o idoso tem como objetivo a recuperação, a manutenção e

o aumento da massa muscular. É uma das valências físicas mais importantes na manutenção das AVDs, como andar, levantar de uma cadeira e subir escadas.

- **Força explosiva e potência muscular**: compõem a força rápida, pois se relacionam com o tempo de execução ou a duração da execução. A força explosiva é definida pela força em relação ao tempo de execução, mesmo se não houver movimento, enquanto a potência é a relação da força pela velocidade com que se vence uma resistência (há movimento). No idoso, observa-se a aplicação da força rápida quando é imperativo iniciar uma passada rápida, como na corrida para atravessar uma rua, ou realizar ações para evitar uma queda ao tropeçar.

Os benefícios do treinamento resistido ao longo da vida se apresentam nos atletas idosos por meio de maior massa muscular em relação aos idosos sedentários e maior densidade mineral óssea, bem como maior força e potência muscular em relação aos atletas idosos de atividades aeróbicas (ACSM, 2009), ou seja, somente a prática de exercícios aeróbicos não apresenta resultados tão significativos em retenção de massa óssea e muscular, é preciso que haja o treinamento regular de exercícios resistidos.

Os conceitos até aqui descritos são os mesmos para o treinamento do adulto, mas o que acontece com o idoso em relação à treinabilidade dessas valências? O treinamento no idoso é capaz de aumentar a força (de 25% a 100%), a potência, a resistência e o tamanho muscular em resposta ao exercício resistido; além disso, as adaptações neurais ao exercício persistem por mais tempo com o destreinamento (ACSM, 2009). Como a capacidade de adaptação é mais lenta em relação aos jovens, as fases com pesos precisam de uma duração maior, que deve ser determinada individualmente, como em qualquer programa de exercícios resistidos.

As características dos exercícios resistidos recomendados para idosos pelo ACSM (2009) estão listadas no Quadro 3.2.

Quadro 3.2 Características dos exercícios resistidos para idosos

Frequência	2 vezes por semana no mínimo
Intensidade	Iniciantes: 40% a 50% de 1RM* (leve) ou 3-4 PSE** Adaptados: 60% a 70% de 1RM (moderado a intenso) ou 5-6 PSE moderado ou 7-8 PSE intenso
N. de exercícios	8 a 10 exercícios Incluir exercícios similares às AVDs
Grupos musculares	Grandes grupos musculares, como coxas e pernas, quadril, peito, costas, abdômen, ombros e braços Priorizar os exercícios para a parte central do corpo para aumentar o equilíbrio e a estabilidade
N. de repetições por série	8 a 12 ou 8 a 15
Carga	Progressiva

*1RM: uma repetição máxima
**PSE: percepção subjetiva do esforço em escala de 0 a 10
Fonte: Elaborado com base em ACSM, 2009, 2013.

Na prática, é mais seguro realizar com idosos a prescrição utilizando-se testes de repetições máximas (teste submáximo) do que teste de carga máxima, pois há risco de dor tardia, lesões pela execução inadequada do movimento e realização de apneia na tentativa de erguer a maior carga possível. Uma repetição máxima é a maior resistência que pode ser movida com a completa amplitude de movimento de maneira controlada e com boa postura. Tem sido usada para acessar a força dinâmica. Usualmente, aplica-se o teste de força de membros superiores por meio do exercício supino reto e de membros inferiores por meio do exercício *leg press* (pressão de pernas) ou pela extensão do joelho (cadeira extensora ou com aplicação de tornozeleiras em idosos mais frágeis). Para pessoas em risco de doença cardiovascular, pulmonar ou metabólica (bastante frequentes entre idosos), é prudente realizar o teste de força com 10 a 15 RM em vez de 1 RM (ACSM, 2013).

É importante lembrar que o conceito de carga para a população idosa é sempre referente ao que o próprio indivíduo consegue suportar, ainda que a carga pareça pouca – por exemplo, tornozeleiras de 1 kg podem ser uma carga intensa para idosos fragilizados. É comum iniciar o treinamento de idosos fragilizados aplicando-se exercícios com a carga do próprio corpo para, após a progressão da força, passar à utilização de sobrecargas, ou seja, observa-se maior tempo de adaptação neuromotora e usam-se sobrecargas apenas depois de os movimentos estarem biomecanicamente corretos.

O programa de treinamento resistido mais popularmente conhecido é a musculação. No entanto, podem-se realizar treinamentos resistidos com exercícios adaptados a materiais alternativos (encontrados na residência do idoso, como saco de arroz de 1 kg), bandas elásticas, calistenia com o peso corporal (flexões de braços; puxada na barra; e atividade de sentar na cadeira e levantar dela), exercícios de pilates, subir escadas, carregar peso (atividades domésticas) ou cuidar do jardim (tarefas pesadas como movimentar a terra com enxada). A diferença é que, para as tarefas domésticas, é mais difícil recomendar determinada quantidade, intensidade ou frequência. O idoso as realiza quando há necessidade e precisa estar fisicamente apto, sem lesões ou fadiga. Aqui, cabe uma reflexão: Qual é a necessidade de trabalhar mais exercícios de força se o idoso realiza inúmeras atividades de força em tarefas cotidianas (cuidar de horta, fazer limpeza pesada doméstica ou trabalhar com frete)? A seguir, apresentamos algumas orientações práticas para o trabalho com idosos.

- **Exercícios resistidos de RML**: são caracterizados pelo maior número de repetições ou pela manutenção prolongada de um segmento corporal contra a gravidade ou contra uma carga. Compreendem a maioria dos movimentos realizados em aulas de ginástica para idosos, de pilates ou ginástica funcional. O treinamento da RML deve considerar o maior número de repetições por tempo que o idoso consegue realizar em cada exercício, ou seja, sugere-se que o trabalho não seja definido por um número fixo de repetições, mas que se determine uma duração (ex.: 30 segundos) para que o idoso realize o movimento o maior número de vezes que conseguir. Dessa forma, ele não se sentirá constrangido se não conseguir completar um padrão preestabelecido de repetições que seus colegas conseguem. Porém, a resistência muscular somente aumenta em protocolos de exercícios resistidos moderados a intensos (ACSM, 2009), o que significa que é preciso ter cuidado ao estabelecer a carga e o tempo para que realmente se obtenha progresso com o treinamento. O volume ideal (carga × repetições ou tempo) deve ser definido de acordo com o perfil do idoso individualmente (mesmo em treinos em grupo), observando-se suas impressões pela escala subjetiva de esforço.

- **Força estática**: sugere-se que os exercícios de força estática sejam intercalados com o treinamento de outras qualidades físicas, não como objetivo principal de um programa de exercícios, pois podem ser extenuantes e pouco motivadores para o idoso. Exemplos de atividades que contemplam essa qualidade física são empurrar uma parede, sustentar os halteres em determinada posição e, no caso de um idoso frágil, apertar uma bola de borracha entre as mãos ou entre os joelhos. Recomenda-se cuidado com a fluidez da respiração durante a execução dos exercícios.
- **Força dinâmica**: o trabalho da força dinâmica compreende os exercícios mais clássicos da musculação, definidos por movimentar uma carga por um número de repetições em séries intercaladas com períodos de descanso. Para idosos frágeis, os exercícios resistidos, dinâmicos e com sobrecarga podem ser adaptados utilizando-se o peso

do próprio segmento corporal, como sentar na cadeira e levantar dela ou sustentar os membros em diferentes posições executando-se algumas oscilações (Rauchbach, 2016). Os halteres podem ser substituídos por bandas elásticas, bastões e bolas. A determinação da carga pode ser obtida pelo teste de um ou mais RMs e a progressão da força dinâmica observada: o idoso deve ser capaz de quase completar o número de repetições estabelecido para aquela carga sem nenhuma ajuda. Recomenda-se, fortemente, que o estabelecimento da carga para treinamento de idosos respeite sua individualidade e seu nível de funcionalidade; portanto, realizar "ajuda" na execução dos movimentos não é apropriado. Se o idoso não conseguir completar o número de repetições, é possível que a carga esteja alta ou que haja desconforto, interferindo na qualidade do movimento (ajuste inadequado do equipamento, episódio de dor articular, sensação global de cansaço por outras razões). A conduta sugerida é averiguar o motivo com o idoso e reduzir a carga. Por mais que o treinamento físico deva ser progressivo, a experiência prática mostra que o aluno idoso muitas vezes chega para a aula sem condições físicas ou emocionais de realizar a tarefa planejada para o dia de treino, devendo o profissional adaptar seu planejamento para atividades mais condizentes com o estado atual do indivíduo. Outra questão relacionada à força dinâmica é a velocidade dos movimentos. Ainda não há consenso, mas parece que movimentos em velocidade mais lenta resultam em maior ganho de força do que contrações mais rápidas (ACSM, 2009).

- **Força rápida (explosiva e potência)**: enquanto o treino da força explosiva precisa de cargas máximas e máxima velocidade de contração muscular possível, o treino de potência é priorizado com cargas médias em máxima velocidade (Carvalho; Carvalho, 2006). Na prática, o treinamento dessas duas valências se confunde, pois uma mesma carga pode se apresentar média ou máxima para o mesmo indivíduo de acordo com as condições diárias de saúde (ele pode dizer, por exemplo, "Hoje estou cansado!" ou "Hoje está tão pesado!"). Alguns exercícios recomendados para trabalhar a força rápida são elevar-se na ponta dos pés repetidas vezes; lançar ou chutar uma bola com velocidade e precisão; subir escadas ou planos elevados rapidamente; realizar jogos que alternem deslocamentos e paradas rápidas. Para aqueles idosos que são enquadrados na classificação de fisicamente frágeis, subir alguns degraus com apoio já é suficiente para uma resposta de explosão. É importante frisar que a velocidade máxima exigida vai depender da condição física e funcional do idoso; por esse motivo, alguns exercícios classificados como aeróbicos (caminhada acelerada) podem se tornar anaeróbicos para alguns idosos. Como regra, devem-se evitar o estresse muscular e o consequente cansaço, percebendo-se que, quanto maior for a fragilidade, mais o exercício físico poderá tornar-se anaeróbico durante sua execução.

3.3 Exercícios de flexibilidade

Na condição de qualidade física, a flexibilidade pode ser entendida como a habilidade de mover o corpo e suas partes em seus limites sem causar danos às articulações e aos músculos envolvidos, cujo treinamento induz à aquisição de maior amplitude das articulações, capacitando músculos e tendões a uma tensão maior. Os fatores que determinam quanto um indivíduo é ou não flexível podem ser endógenos, como idade, sexo, somatótipo, condicionamento físico, tonicidade muscular, estrutura articular, constituição bioquímica dos tecidos conectivos e capacidade de relaxamento que envolve concentração e respiração, ou exógenos, como temperatura e hora do dia (Farinatti, 2008; Porto, 2008).

A flexibilidade é reconhecida como um dos componentes da aptidão física referente à saúde e tem relação direta com a manutenção da autonomia e a capacidade funcional no processo de envelhecimento. "Flexibilidade reduzida em várias articulações tem sido associada à dificuldade no desempenho das atividades de vida diária, tais como utilização de transporte público, subir escadas, vestir-se e calçar as meias, como também menor eficiência na marcha e maior predisposição a quedas" (Farinatti, 2008, p. 96). A redução na amplitude articular é fonte de desconforto e fator limitador da manutenção da autonomia.

Tanto jovens quanto idosos conseguem desenvolver maior amplitude de movimento com o treinamento da flexibilidade, mas os jovens atingem um percentual de melhora maior em movimentos de torque passivo máximo, o que pode estar correlacionado à maior tolerância na percepção de dor (Haab; Wydra, 2017). Com o envelhecimento, as estruturas responsáveis por flexibilidade, músculos, tendões, fáscias e articulações sofrem efeitos fisiológicos decorrentes das alterações primárias na qualidade estrutural do tecido conjuntivo, tais como diminuição na quantidade de água e da glicosaminoglicana (polissacarídeo responsável pela lubrificação das fibras de colágeno), alteração na estrutura físico-química do colágeno, degeneração do fuso muscular, comprometendo a sensibilidade à percepção do alongamento e conferindo mais rigidez às estruturas (Souza; Rauchbach, 2004; Porto, 2008). O Quadro 3.3 apresenta as recomendações para o treino da flexibilidade em idosos.

Quadro 3.3 Recomendações para o treino da flexibilidade em idosos

Frequência	2 vezes por semana no mínimo
Intensidade	5 a 6 PSE* (moderada) Alongar até o ponto de leve desconforto
Exercícios	Alongamentos estáticos Execução lenta e gradativa Evitar alongamentos balísticos
Duração do exercício	Manter a posição por 30 a 60 segundos
Grupos musculares	Grandes grupos musculares

*PSE: percepção subjetiva do esforço em escala de 0 a 10
Fonte: Elaborado com base em ACSM, 2009, 2013.

Existem diferentes técnicas para trabalhar a flexibilidade e, consequentemente, a amplitude articular, mas ainda não foi estabelecido quais delas são as mais efetivas (ACSM, 2009). Segundo Porto (2008), há três formas de melhorar o nível de flexibilidade: alongamento estático, dinâmico e facilitação neuromuscular proprioceptiva (FNP).

- **Alongamento estático**: tais exercícios podem ser executados com baixa, moderada e alta tensão muscular, dependendo da condição física e do objetivo a ser alcançado (manutenção da saúde ou desempenho esportivo). Depois de alcançar a amplitude desejada de movimento, deve-se permanecer na posição por determinado tempo. É o método mais utilizado nas aulas com idosos.
- **Dinâmico**: há balanceamento e oscilações dos segmentos corporais. Uma forma de alongamento dinâmico é o balístico, em que, ao se alcançar a amplitude desejada, se retorna à posição inicial e se executam insistências curtas repetidas vezes, com o objetivo de superar o limite de

resistência do movimento anterior. Os alongamentos com movimentos dinâmicos e balísticos são desaconselhados pelo fato de serem de difícil controle e pela facilidade de superar o limite das fibras musculares, provocando lesões.

- **Facilitação neuromuscular proprioceptiva (FNP)**: é o método em que, depois de se atingir a amplitude desejada, se executam a contração e o relaxamento da musculatura agonista, para frear a contração dos músculos pela inibição do órgão tendíneo de Golgi e relaxar o antagonista (músculo que está sendo alongado).

Comumente, o trabalho de flexibilidade é realizado nas aulas de alongamento, mas os idosos "podem se beneficiar com a melhoria ou manutenção da flexibilidade mesmo quando participam de um programa de intervenção que não tenha como foco único essa valência física" (Machado et al., 2015, p. 714). Dessa forma, o desenvolvimento dessa valência física pode resultar de outros programas de treinamento ou modalidades, como o treinamento funcional, a ioga ou o pilates. Porém, é possível que programas que repitam posturas fixas, isto é, tenham amplitude limitada de movimentos, como o método pilates, provoquem alterações na flexibilidade em alguns exercícios, enquanto em outros não (Geremia et al., 2015), mesmo sendo reconhecidamente benéficos em promover outras valências físicas. Convém avaliar se a aula que o idoso está frequentando promove os benefícios adequados para sua necessidade individual. Por exemplo, quando há baixa flexibilidade cervical e de ombros, algumas posturas prefixadas são muito desconfortáveis (estender os braços acima da cabeça no exercício *back-to-back medicine ball pass*), além de não parecerem efetivas em minimizar o problema em si: "Exercícios envolvendo a extensão dos ombros (*roll hip*), a extensão (*back-to-back medicine ball pass, roll hip, hip flexor*), abdução (*lateral flexor, saw*) e a rotação do quadril não causaram carga suficiente para promover alterações na flexibilidade" (Geremia et al., 2015, p. 118). Acentua-se a importância de avaliar o idoso individualmente, considerando-se suas limitações e sua progressão com os exercícios para escolher e adaptar os diversos métodos de treinamento.

Uma controvérsia persiste em relação à influência do trabalho de flexibilidade nos resultados do treinamento de força, supostamente pelo déficit de força induzido pelo alongamento. Alguns pesquisadores sugerem que os exercícios para essas valências sejam realizados separadamente, outros não encontraram interferência e há estudos que indicam sinergia entre eles. Como há uma variedade de protocolos de treinamento tanto para flexibilidade quanto para RML ou força, uma conclusão a esse respeito dependerá dos métodos escolhidos e da avaliação dos resultados com os alunos idosos. Na prática, idosos com maior fragilidade e/ou limitação de movimento relatam mais resultados positivos com a realização de aulas específicas de alongamento do que com a prática desses exercícios antes ou depois de outras atividades. Contudo, esses indivíduos devem ser incentivados a realizar séries de alongamento de 60 segundos antes da caminhada pela associação com uma marcha mais estável, em virtude de alterações positivas nas características elásticas do músculo alongado (Souza; Kirchner; Rodacki, 2015). Os exercícios de flexibilidade são os mais indicados para a população idosa, principalmente quando há limitações à prática de outros exercícios físicos. Desse modo, aulas em grupo requerem adaptações de intensidades e posturas para que todos os presentes consigam executar o movimento de forma eficaz.

3.4 Exercícios de equilíbrio e outras valências físicas

O envelhecimento acarreta alterações funcionais relacionadas à predisposição dos idosos a quedas. As causas de quedas sofridas por idosos são multifatoriais, ou seja, ocorrem pela combinação de fatores intrínsecos (alterações fisiológicas decorrentes do envelhecimento, da fragilidade ou de patologias) e extrínsecos (ambiente e situação) (Villiers; Kalula, 2015). Programas de exercícios que consigam promover ganhos nos componentes físicos que interferem no controle postural podem prevenir a ocorrência de quedas entre idosos e suas consequências para a saúde. Naturalmente, os exercícios de equilíbrio são fundamentais nesse processo.

E qual é a relação entre equilíbrio e controle postural? "O equilíbrio corporal é obtido quando as forças internas e externas agindo no corpo estão sob controle e permitem ao corpo permanecer em uma posição desejada (equilíbrio estático) ou se mover de maneira controlada (equilíbrio dinâmico)" (Ribeiro et al., 2016, p. 133). O controle postural é obtido pela influência de aspectos biomecânicos (que incluem força, amplitude de movimento e endurecimento ou complacência muscular), pela integridade da coordenação motora (manter ou recuperar a estabilidade) e pela ação da organização sensorial (percepção do ambiente e orientação do eixo corporal) (Villiers; Kalula, 2015). Com a perda progressiva de manutenção da postura associada a um equilíbrio tênue durante o deslocamento e com a necessidade de ampliar a base de apoio, observa-se no idoso muito idoso uma diminuição da amplitude da passada, ou seja, os passos são curtos e lentos, caracterizando a figura caricata do "velho" (Spirduso, 2005).

Para reduzir o risco de quedas, não se pode apenas treinar o equilíbrio, é preciso combinar atividades de desenvolvimento da força muscular, da flexibilidade, da coordenação motora, da percepção do ambiente e da consciência corporal. Nesse sentido, os exercícios para desenvolvimento da propriocepção (sensação consciente da posição do corpo) auxiliam na melhora do equilíbrio, da postura e da coordenação. As modalidades que apresentam resultados mais expressivos no desenvolvimento da propriocepção em idosos são *tai chi chuan*, exercícios multifatoriais (que incluam o trabalho com força e equilíbrio), golfe e atividades específicas de propriocepção (Santos et al., 2015), que também podem estar relacionadas a uma redução no risco de quedas em populações de risco (ACSM, 2009). Além disso, a consciência corporal, o estímulo à percepção sensorial, a propriocepção e a orientação espaço-corporal são conteúdos interessantes de abordar conjuntamente aos exercícios convencionais propostos, pois essas práticas corporais propiciam a compreensão do próprio ser e, em uma visão mais humana, favorecem o autoconhecimento e a formação de autonomia (Mendes; Medeiros, 2008).

Com relação às características do treinamento do equilíbrio, não há recomendações específicas sobre a frequência, a intensidade ou o tipo de exercício para idosos (ACSM, 2009). Porém, é possível trabalhar o equilíbrio propriamente dito pelas qualidades físicas mais deficitárias no idoso: equilíbrio estático, equilíbrio dinâmico e equilíbrio recuperado.

- **Equilíbrio estático**: é a capacidade de manter o controle da oscilação postural durante uma posição imóvel. Cabe observar que a oscilação postural é funcionalmente significativa porque está relacionada ao risco de queda (Spirduso, 2005). O objetivo do treinamento é dar condições ao idoso de recrutar com competência a musculatura necessária para a manutenção do equilíbrio, evitando o risco de queda. As atividades indicadas são as que desafiem a retomada do equilíbrio, como ficar em um pé só ou na ponta dos pés (Rauchbach, 2016).
- **Equilíbrio dinâmico**: é "o uso pertinente de informações internas e externas para reagir a perturbações de estabilidade e ativar os músculos a trabalhar em coordenação de modo a prevenir mudanças no equilíbrio" (Spirduso, 2005, p. 171). O objetivo do treinamento é a adaptação neuromuscular nas AVDs que exijam inclinação corporal e desafio na recuperação do equilíbrio, com respostas

eficientes aos desafios diários e a consequente conservação da independência funcional. Os exercícios mais indicados devem propor atividades que exijam mudanças de direção e inclinação corporal ou mesmo andar sobre uma linha ou entre linhas. Para o idoso fisicamente fragilizado, o levantar da cadeira e caminhar em linha reta já é um desafio (Rauchbach, 2016). Exercícios de pilates podem melhorar o equilíbrio dinâmico, o tempo de reação e a força muscular de idosos (Irez et al., 2011).

- **Equilíbrio recuperado**: "é ação conjunta dos sistemas sensoriais; visão, ouvido interno e percepção somatossensorial, perante a perturbação da estabilidade. O treinamento visa o restabelecimento do equilíbrio com eficiência evitando quedas; conservação da independência e manutenção da integridade física" (Rauchbach, 2016, p. 390). Os exercícios recomendados devem exigir equilíbrio estático e dinâmico, como em atividades de mudança de direção, inclinação corporal, andar sobre uma linha ou entre linhas, ficar em um pé só ou oscilar para a frente e para trás em ambos os pés. É recomendado que o idoso fisicamente fragilizado execute os movimentos com apoio.

Alguns exemplos de exercícios de equilíbrio são andar para a frente e para trás, andar para os lados, andar nos calcanhares e na ponta dos pés e levantar a partir de uma posição sentada (ao chão). A progressão da dificuldade pode ser feita iniciando-se com apoio (parede, espaldar, colegas, bengala), sem apoio ou em bases instáveis (se não houver contraindicações), com redução da base (apoio em um só pé), estático para dinâmico (alterar a posição do centro de gravidade), com aumento da utilização de músculos posturais (permanecer na ponta dos pés) ou com redução das informações sensoriais (fechar os olhos e manter uma postura, fechar os olhos e deslocar-se pela sala).

No universo das práticas corporais para o idoso, é necessário incluir outras qualidades físicas exigidas não só na prática de esporte, ginástica ou dança, mas principalmente no aprimoramento físico para executar com competência as AVDs. São elas: velocidade de reação, velocidade de deslocamento, velocidade de membros, coordenação, agilidade, descontração e ritmo. A seguir, apresentamos uma descrição breve dessas valências com observações sobre sua aplicação prática.

- **Velocidade de reação**: é a capacidade de reação a um estímulo no menor espaço de tempo. O objetivo de treinar essa qualidade física é capacitar o idoso a um estado de prontidão para a execução de uma ação após estímulo, melhorando os reflexos e buscando, dessa forma, uma resposta mais eficiente às situações do cotidiano. O processo de envelhecimento, que compromete as capacidades físicas, somado ao desenvolvimento urbano, leva o idoso a enfrentar novas barreiras, pois o simples ato de atravessar a rua exige um grau de prontidão muito apurado. "Jogos recreativos que exijam deslocamento, mudança de direção e tomada de decisão [são recomendados]. Independente da condição física, os jogos podem ser adaptados mesmo que a capacidade de deslocamento apresentada seja muito lenta ou necessitem de elementos para apoio" (Rauchbach, 2016, p. 389).
- **Velocidade de deslocamento**: é a capacidade de se deslocar com eficiência em uma distância predeterminada no menor espaço de tempo. As atividades que melhor favorecem essa qualidade física são jogos recreativos que exijam deslocamento, mudança de direção e tomada de decisão.
- **Velocidade de membros**: é a capacidade para mover braços e/ou pernas no menor espaço de tempo. Está relacionada com a agilidade neuromuscular ou a coordenação

dos movimentos; porém, pode estar comprometida com a condição músculo-articular dos segmentos envolvidos e tem relação direta com outras capacidades físicas, como força e flexibilidade. O objetivo do treinamento é produzir respostas eficientes para as AVDs e a conservação da independência. Essa capacidade é aprimorada pela prática de "jogos de movimentos (uma série de poucos movimentos que são repetidos várias vezes dentro de uma melodia, muitas vezes confundida com uma dança) e danças" (Rauchbach, 2016, p. 390).

- **Coordenação**: é a capacidade de usar de forma eficiente o aparato motor que resulta na realização de uma sequência de movimentos com um máximo de eficiência e economia. O objetivo de treinar a coordenação é acionar as regiões cerebrais para uma ação motora rápida e eficiente diante de situações inesperadas. São atividades indicadas a dança, a caminhada em diferentes formas e direções, os jogos de movimentos que proporcionem a percepção do corpo no tempo e no espaço e os jogos recreativos.
- **Agilidade**: é a capacidade que requer uma combinação entre força e coordenação. O objetivo é aprimorar a resposta do tempo de reação de um movimento preestabelecido. Durante o treinamento, deve-se levar em conta o acervo motor do idoso – quanto mais desenvolvido for, melhor será sua relação com o ambiente. As atividades mais apropriadas para aprimorar essa valência física são os jogos recreativos, os jogos de movimento e a dança. Para os idosos fisicamente frágeis, indicam-se danças adaptadas (Rauchbach, 2016).
- **Descontração**: é o "fenômeno neuromuscular resultante de uma redução de tensão na musculatura esquelética [...] tem como objetivo, melhorar a eficiência mecânica e

economizar energia; favorecer a liberação das emoções; diminuição do estresse; percepção corporal e alívio das tensões" (Rauchbach, 2016, p. 392). Movimentos de contração e relaxamento de segmentos corporais isolados, alongamentos e massagem devem fazer parte de todos os programas de exercícios, pois uma das características do envelhecimento é o enrijecimento dos tecidos de um modo geral, somado às dificuldades do meio, o que torna o idoso propenso a tensões. "É importante para a pessoa fisicamente dependente ou frágil a soltura dos segmentos ao chacoalhar em um ritmo musical, de preferência músicas regionais que tragam lembrança de momentos agradáveis da juventude, além de soltar a musculatura, favorece a circulação sanguínea, provoca o riso e amplia os movimentos respiratórios" (Rauchbach, 2016, p. 392).

- **Ritmo**: é a qualidade física que se explica por um encadeamento dinâmico e energético do movimento, com alternância da tensão e do repouso. É necessário aprimorar a vivência corporal rítmica, pois isso facilita e estimula a realização das AVDs, em um tempo/espaço confortável e sem estresse. Essa prática promove a execução dos movimentos com a intensidade e a energia correta. O ritmo pode ou não estar associado a uma melodia. Sabendo-se utilizar o recurso da música, consegue-se exercer influência psicológica, promovendo alegria e bem-estar, alterando as respostas fisiológicas e melhorando a coordenação (Rauchbach, 2016). Atividades recomendadas para a sensibilização rítmica são as danças folclóricas, a marcha e os movimentos coordenados. Para o idoso fisicamente dependente ou frágil, a batida de palmas e pés acompanhando uma música conhecida é uma boa atividade a ser desenvolvida.

3.5 Exercícios cognitivos

A atividade física regular está associada a melhoras significativas no bem-estar psicológico em geral (ACSM, 2009). Para obter esse efeito, é preciso que o profissional que atua com o idoso compreenda que "entender o ser, que é uno, em sua plenitude, valorizar e respeitar as relações entre corpo e mente propicia condições favoráveis a um desenvolvimento integral das potencialidades humanas" (Mendes; Medeiros, 2008, p. 23). Assim, além da prescrição correta de exercícios fisiologicamente adequados em relação à frequência, à intensidade, à duração e ao grau de funcionalidade, convém considerar a forma de abordagem e a inserção de elementos de estímulo cognitivo e neuroafetivo que promovam melhora na saúde mental. Nesse sentido, é possível estudar os benefícios dos exercícios físicos para a saúde mental do idoso analisando-se atividades que objetivem melhorar as funções cognitivas relacionadas às AVDs ou os efeitos neuroafetivos do exercício físico, principalmente sobre quadros de depressão e ansiedade.

3.5.1 Funções cognitivas

A atividade física é um fator de risco modificável no desenvolvimento de demências, sendo que tanto atividades intensas quanto moderadas são capazes de reduzir o risco de desenvolvimento de Alzheimer e demência por todas as causas e minimizar o declínio cognitivo (Guure et al., 2017). Aliado às práticas físicas, "o exercício diário da mente promoveria a vivacidade mental e as atividades promotoras de estimulação mental contribuiriam, ainda, para a prevenção do declínio cognitivo" (Chariglione; Janczura, 2013, p. 14). Dessa forma, aliar desafios mentais às propostas de exercícios físicos trabalhadas aqui contribui duplamente para preservar as funções cognitivas de idosos.

Memorizar passos ao dançar, prestar atenção na contagem de repetições ao executar o movimento, identificar obstáculos e mudar de direção ao caminhar representam elementos cognitivos comuns de serem observados na prática. Mas que outros estímulos cognitivos podem ser oferecidos aos alunos e como inseri-los durante as atividades? O Quadro 3.4 indica algumas funções cognitivas que podem ser trabalhadas com idosos nas aulas de educação física.

Quadro 3.4 Funções cognitivas relacionadas às AVDs

Orientação espacial	Atenção	Memória
Raciocínio e julgamento	Compreensão	Aprendizagem
Cálculo mental	Identificação de desenhos	Fluidez verbal ou escrita

A inclusão de desafios mentais nos exercícios tradicionais requer criatividade e planejamento. Tanto os exercícios físicos de características abertas (que envolvem a percepção do meio e sua relação com ele, por exemplo, natação) quanto os de características fechadas (que acentuam o foco em si mesmo pela concentração, por exemplo, ginástica aeróbica) parecem promover uma memória imediata mais eficiente quando comparados a nenhuma prática de exercício (O'Brien et al., 2017). Ou seja, a prática de desafios mentais não é restrita a modalidades alternativas que foquem a concentração, a meditação e a introspecção; ela pode ser desenvolvida no âmbito das atividades físicas tradicionais em que o idoso já esteja inserido.

Como exemplo simples de sua aplicação, é possível desenvolver atividades em que duplas realizem uma atividade mental, como uma conversa (fluidez verbal, memória), ao mesmo tempo que executam uma atividade física proposta (elevação alternada de joelhos, por exemplo). O tema da conversa deve variar ao trocar o exercício. Outra forma tradicional de trabalhar aspectos cognitivos é fazer circuitos em que cada estação de atividade física seja intercalada com uma atividade mental (como o exercício de sentar e levantar seguido de jogo da velha). É interessante que os alunos desenvolvam as atividades de cada estação em duplas ou pequenos grupos, de modo que haja a participação de todos na solução dos exercícios. A organização das atividades em forma de circuitos também possibilita o desafio mental de se orientar para a troca da estação, podendo ser exploradas diferentes funções cognitivas, como memória (estabelecer previamente uma ordem de troca, mas não sinalizar com números sequenciais), cálculo mental (em vez de usar números, as estações podem ser sinalizadas com equações matemáticas simples e a ordem da troca deve ser previamente combinada: resultados em ordem crescente, por exemplo) e identificação de desenhos ou julgamento (utilizar imagens de animais ou objetos e estabelecer a ordem de troca do animal ou do objeto maior para o menor). Há diversas maneiras de inserir elementos desafiadores na atividade programada, seja na forma de jogos de quebra-gelo (fase de aquecimento), seja durante a execução dos movimentos (fase principal), seja nas fases de descanso ou troca (fase de volta à calma), mas sempre de forma lúdica e inclusiva.

A seguir, destacamos outros aspectos a serem observados para promover melhora do desempenho cognitivo com exercícios:

- Ao criar atividades, é importante considerar elementos familiares aos idosos, ou seja, situações presentes em sua rotina e em suas relações, que possam ser associadas ao universo que eles conhecem, favorecendo, assim, o desenvolvimento das capacidades cognitivas remanescentes (Chariglione; Janczura, 2013).
- É interessante que os idosos conheçam a aplicação prática das tarefas cognitivas desempenhadas. Desse modo, sugerimos que, durante a atividade ou ao final dela, o profissional condutor do exercício estabeleça essas associações e revele a importância de incluí-las na sessão de exercícios.

- Além disso, os efeitos benéficos do desempenho de algumas funções cognitivas são maiores em tarefas que exigem controle motor mais complexo (ACSM, 2009). Por outro lado, as tarefas de desempenho motor podem afetar o desempenho da parte cognitiva dependendo do nível de dificuldade do exercício cognitivo. Portanto, mais uma vez, a escolha dos exercícios cognitivos deve considerar o nível de funcionalidade do idoso (O'Brien et al., 2017).

3.5.2 Efeitos neuroafetivos

A influência da atividade física regular na saúde mental dos idosos tem sido estabelecida na literatura em estudos de longa data, evidenciando-se que "as pessoas moderadamente ativas fisicamente têm um risco menor de desordens mentais do que as sedentárias" (Matsudo; Matsudo; Barros Neto, 2000, p. 73). Historicamente, estudos sobre a relação entre programas de exercícios e características neuroafetivas (aspectos psicológicos e emocionais) têm se concentrado principalmente em quadros de depressão e ansiedade. Idosos frequentemente se queixam de solidão. Pessoas que sentem solidão estão mais predispostas a sofrer doenças crônicas, hipercolesterolemia, diabetes, angústia e depressão do que aqueles que não se sentem sozinhos (Richard et al., 2017). Portanto, conhecer formas de ampliar os benefícios do exercício físico de modo a minimizar o estresse emocional de idosos pode colaborar com a saúde global do indivíduo.

Não apenas os exercícios aeróbicos como também os resistidos são efetivos na redução dos sintomas depressivos e melhoram significativamente a qualidade de vida dos idosos, porém o fator que determina a efetividade parece ser a intensidade do exercício, sendo recomendadas intensidades moderadas (Melo et al., 2014) a intensas (ACSM, 2009). No entanto, com relação à ansiedade, existem evidências suficientes para se recomendar um programa de atividade física como tratamento para os sintomas em adultos idosos, mas não há consenso nas pesquisas sobre qual modalidade seria mais indicada – exercícios aeróbicos, resistidos ou de relaxamento e flexibilidade (Mochcovitch et al., 2016) –, tampouco sobre quais intensidades são mais apropriadas. Então, como saber se a atividade desenvolvida é adequada para obter melhora nos aspectos neuroafetivos? Enquanto não há definições precisas nesse sentido, mas considerando-se que o exercício físico tem participação importante na saúde mental durante o envelhecimento, sugere-se a prática regular de modalidades aeróbicas ou resistidas de intensidade moderada, que respeitem a individualidade funcional e, principalmente, as preferências do idoso. Participar de atividades de sua escolha favorece o bem-estar psicológico e motiva a participação. Assim, "a competência profissional não só demanda do domínio técnico, mas também da capacidade de motivar, ajudar e orientar adequadamente, proporcionando uma permanência prazerosa dos idosos nas atividades físicas" (Gomes; Zazá, 2009, p. 132).

Na prática, exercícios corporais orientais são bem aceitos pelos idosos em razão da facilidade de aprendizagem e da execução de movimentos suaves. Essas práticas envolvem a integração entre corpo e mente e podem melhorar o bem-estar mental, reduzindo o estresse, a ansiedade e a depressão, provavelmente pela combinação de respiração e movimentos, e permitindo o relaxamento corporal e a quietude da mente. Além disso, a concentração nas posturas auxilia os praticantes a esquecer momentaneamente seus problemas e infelicidades (Zheng et al., 2017). Outras modalidades sugeridas incluem a prática da meditação e atividades em ambientes naturais, como caminhadas ou passeios com observação da natureza.

ııı Síntese

Benefícios do treinamento das valências – resumo

Valência	O que é?	Por quê?	Para quê?	Como?
Velocidade de reação	Capacidade de reação a um estímulo no menor espaço de tempo	Prontidão para a execução de um movimento após estímulo	Reflexo e resposta mais eficientes ao estímulo	Jogos recreativos
Velocidade de deslocamento	Capacidade de se deslocar a uma distância predeterminada no menor espaço de tempo	Deslocamento com eficiência	Conservação da independência	Jogos recreativos
Velocidade de membros	Capacidade para mover braços e/ou pernas no menor espaço de tempo	Agilidade neuromuscular/ coordenação dos movimentos	Respostas eficientes nas AVDs	Jogo de movimentos e dança
Força estática	Capacidade de realizar uma tensão muscular intensa sem realização de movimento	Recuperação e manutenção muscular	Adaptação orgânica a situações imprevistas	Empurrar uma parede, apertar uma bola de borracha

(continua)

(continuação)

Valência	O que é?	Por quê?	Para quê?	Como?
Força dinâmica*	Capacidade derivada da contração muscular, que permite mover o corpo, levantar objetos, empurrar, puxar, resistir a pressões e sustentar cargas	Recuperação e manutenção muscular; aumento das fibras vermelhas	Manutenção das AVDs	Exercícios resistidos, dinâmicos, com sobrecarga
Força explosiva	Capacidade de contração muscular que permite mover o corpo com velocidade e força	Adaptação neuromuscular a situações extremas	Desenvolver a resposta a qualquer situação de emergência	Lançar ou chutar uma bola com velocidade e precisão
Equilíbrio estático	Capacidade de manter a posição do corpo e o controle da oscilação postural durante uma posição imóvel	A oscilação postural é funcionalmente significativa porque está relacionada ao risco de queda	Evitar quedas	Atividades que desafiem a retomada do equilíbrio, como ficar em um pé só
Equilíbrio dinâmico	Respostas às informações internas e externas para reagir a perturbações de estabilidade	Adaptação neuromuscular e desafio na recuperação do equilíbrio	Respostas eficientes para a conservação da independência	Atividades que exijam mudanças de direção e inclinação corporal

(continuação)

Valência	O que é?	Por quê?	Para quê?	Como?
Resistência aeróbica	Capacidade dos sistemas circulatório e respiratório de se ajustarem e se recuperarem dos efeitos de atividades como caminhada acelerada, corrida, natação, ciclismo e outras atividades de intensidade moderada ou vigorosa	Melhora no desempenho dos sistemas circulatório e respiratório	Manutenção em atividades de longa duração (com independência); melhora das taxas de glicemia, lipídicas e regulagem da pressão arterial	Caminhada, natação e dança
Resistência anaeróbica**	Capacidade de sustentar, o maior tempo possível, uma atividade física em condições de débito de oxigênio. Fadiga muscular, solicitação mental progressiva. O treinamento dessa valência não deve ser enfatizado como conteúdo. É facilmente percebido no idoso frágil que o simples ato de caminhar se torna um esforço anaeróbico.			
Resistência muscular localizada	Capacidade dos músculos de suprir uma força submáxima repetidamente	Adaptação neuromuscular para suportar a exigência diária nas atividades	Associada à força muscular e à flexibilidade, auxilia no desempenho das AVDs	Exercícios contrarresistidos
Agilidade	Capacidade que requer combinação entre força e coordenação	Melhora no tempo de reação	Melhor relação com o meio ambiente físico, evitando-se quedas	Jogos recreativos, jogos de movimento e dança

(conclusão)

Valência	O que é?	Por quê?	Para quê?	Como?
Flexibilidade***	Habilidade de mover o corpo e suas partes em seus limites sem causar danos às articulações e aos músculos envolvidos	Maior amplitude das articulações, capacitando músculos e tendões a uma tensão maior	A redução da flexibilidade causa desconforto e dependência física	Exercícios de alongamento estático
Coordenação	Capacidade de usar de forma eficiente os movimentos com um máximo de eficiência e economia	Reação rápida e objetiva a situações inesperadas	Movimentos eficientes	Dança, caminhada e jogos recreativos
Descontração	Fenômeno neuromuscular resultante de uma redução de tensão na musculatura esquelética	Melhora na eficiência mecânica e economia de energia	Favorece a liberação das emoções, a diminuição do estresse, a percepção corporal e o alívio das tensões	Contração e relaxamento de segmentos corporais isolados, alongamento, massagem e chacoalhar
Ritmo	Qualidade física explicada por um encadeamento dinâmico energético, com mudança de tensão e repouso	Estímulo à realização e orientação sobre a intensidade e a energia na execução do movimento	Altera as respostas fisiológicas e melhora a coordenação	Danças folclóricas, marcha, movimentos coordenados, batida de palmas e pés

* Em virtude da perda acentuada da força de membros inferiores, deve ser trabalhada em todas as aulas.

** O treinamento dessa valência não deve ser enfatizado como conteúdo de aula, mas deve estar no contexto a ser trabalhado.

*** No envelhecimento, devem ser priorizados os movimentos articulares antes de qualquer exercício de flexibilidade.

Atividades de autoavaliação

Leia o texto a seguir com atenção a todos os detalhes mencionados a respeito do idoso, como se você tivesse recebido esse relatório da equipe de uma unidade de saúde.

Dona Maria está se inscrevendo para fazer atividades físicas com você em um espaço público que atende a comunidade. Ela tem 78 anos. Apresenta hipertensão característica da idade e diabete controlada. Demonstra fragilidade física, anda com passos pequenos e arqueada. Cansa-se ao menor esforço físico (subindo escadas, por exemplo). Em seu histórico, constam um pequeno acidente vascular (derrame) sem sequelas e uma fratura de costelas agravada pela osteoporose em razão de um acidente dentro do ônibus (foi prensada contra o apoio vertical para mãos). Faz uso de medicamentos para pressão alta e antidepressivos. A diabete é controlada na alimentação. É usuária dos serviços da unidade de saúde do bairro, com visita periódica dos agentes de saúde.

Agora que você já sabe quem é Dona Maria e com base no conteúdo estudado, responda às questões a seguir.

1. Considerando a condição física de Dona Maria, quais seriam os exercícios mais indicados para iniciar um programa de exercícios?

   a) Cardiorrespiratórios, pois precisa melhorar seu deslocamento para vir à aula.
   b) Respiratórios, pois se cansa facilmente ao subir escadas e já teve fratura de costelas.
   c) Resistidos, pois, com o incremento da força, ela terá melhoras para executar as tarefas da vida diária sem se cansar.
   d) De flexibilidade, pois precisa ampliar a passada e melhorar a postura.
   e) Atividades recreativas, pois apresenta depressão.

2. Dona Maria compareceu regularmente às atividades desenvolvidas por você e já passou do período de adaptação à atividade e ao grupo. Agora, está pronta para incrementar seu programa de exercícios. Quais seriam os próximos exercícios a serem incluídos para atingir o objetivo principal da aula. **Atenção**: considere que podem ser exercícios que já estavam presentes anteriormente.

a) Resistência aeróbica e descontração.
b) Ritmo e coordenação.
c) Equilíbrio dinâmico e força explosiva.
d) Flexibilidade e equilíbrio.
e) Coordenação e agilidade.

3. Conhecendo Dona Maria, você sabe que existem alguns exercícios que, pela condição física dela, mesmo futuramente, não devem fazer parte do programa. Qual é a valência física que não deve ser incluída como objetivo de uma aula?

a) Força estática.
b) Resistência anaeróbica.
c) Velocidade de reação.
d) Força explosiva.
e) Equilíbrio recuperado.

4. Dona Maria participa sempre das aulas, está apresentando melhoras no condicionamento e chega para fazer as atividades sem apresentar cansaço. Também comentou que, na última consulta, o médico reduziu pela metade o remédio da pressão. Mas algo ainda está lhe chamando a atenção: na maioria das vezes, ela aparenta estar triste, sorri pouco e quase não participa das atividades extras do grupo. Em sua opinião, qual seria a atividade mais indicada para integrar Dona Maria ao grupo e proporcionar momentos de integração?

a) Coordenação.
b) Descontração.

c) Agilidade.
d) Relaxamento.
e) Ritmo.

5. Já passou algum tempo desde que Dona Maria apareceu pela primeira vez na aula. Fisicamente, melhorou muito, está integrada ao grupo, já caminha e sobe escadas sem cansaço. Agora, é fundamental continuar com um programa de manutenção com diferentes tipos de atividade. Para manter a capacidade de realização das atividades cotidianas, é necessário trabalhar quais capacidades físicas?
   a) Flexibilidade e equilíbrio.
   b) Capacidade cardiorrespiratória, flexibilidade, força muscular e equilíbrio.
   c) Força muscular e flexibilidade.
   d) Capacidade aeróbica e força muscular.
   e) Flexibilidade, força muscular e equilíbrio.

▪ Atividades de aprendizagem

Questões para reflexão

1. Vamos supor que Dona Maria iniciou o programa de exercícios e, depois de apenas dois meses, disse que as atividades não estavam ajudando a melhorar sua saúde. Considerando o que você estudou sobre as valências físicas e a importância delas para a manutenção das capacidades da vida diária, argumente, como se fosse tentar convencê-la, sobre os benefícios da atividade (pautado pelo que aprendeu até aqui). Seja convincente!

2. Vamos supor que Dona Maria melhorou muito suas capacidades físicas, mas que, por motivos familiares, precisa se ausentar dois meses. Ela veio até você e pediu orientação sobre o que ela pode fazer em casa para não perder os movimentos e a força alcançados até o momento. O que você indicaria? É seguro para ela fazer exercícios sem acompanhamento?

Atividade aplicada: prática

1. Observe algum idoso – um vizinho, um familiar ou alguém que passa todos os dias em seu caminho. Analise a postura, o caminhar e, se tiver acesso, dados como medicamentos e patologias. Considerando essas informações, elabore um estudo de caso. Feito isso, analise quais seriam as valências físicas que deveriam primeiramente ser trabalhadas.

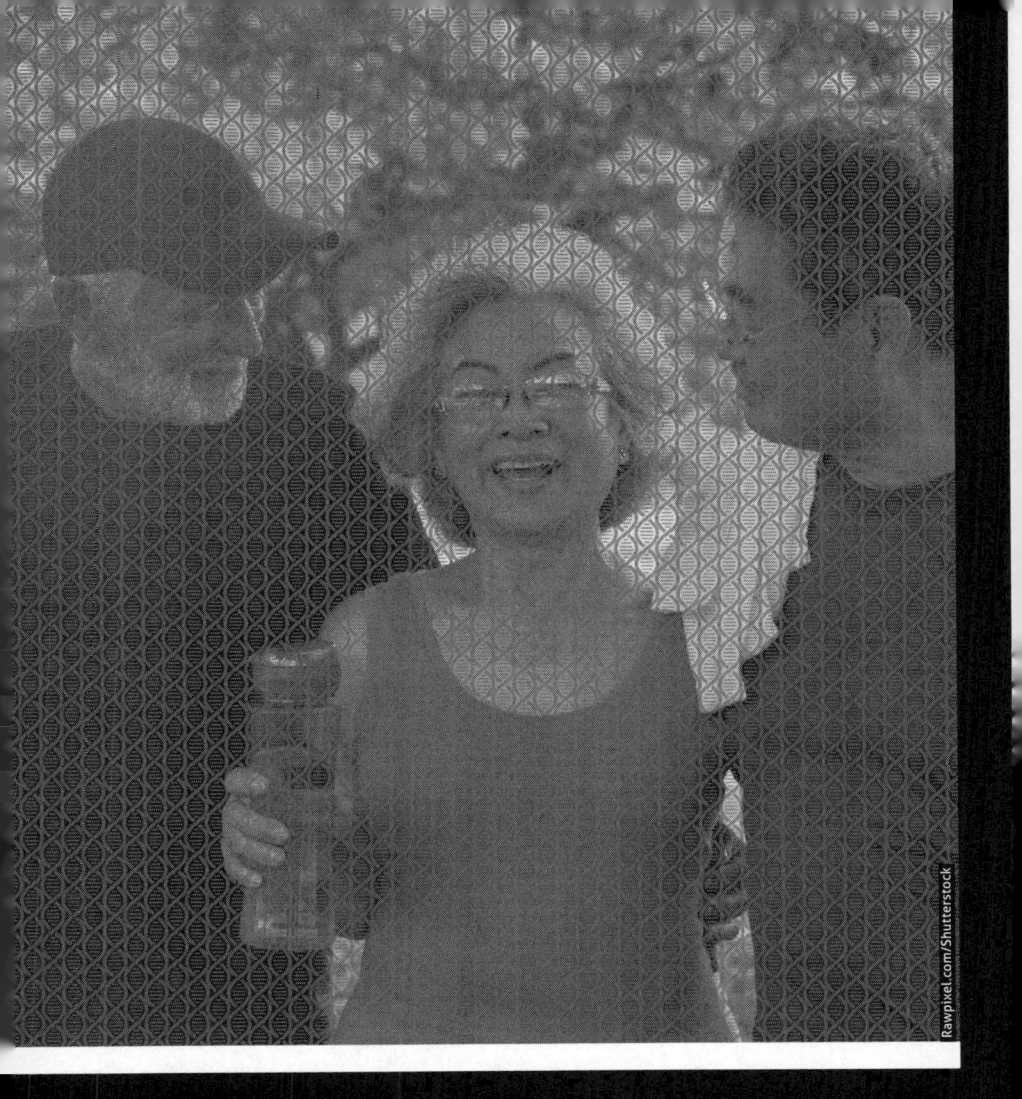

Capítulo 4

Fatores intervenientes na prática do exercício físico

Toda prática de atividade física – orientada (ginástica, esportes, reabilitação), de lazer ou atividades da vida diária (AVDs) – demanda do praticante uma condição de prontidão física, emocional e social. O desempenho desejado tem estrita relação com fatores internos e externos, que interferem na resposta ao estímulo proposto. Neste capítulo, abordaremos as influências do meio ambiente nas adaptações fisiológicas, os fatores nutricionais, as alterações na resposta ao exercício provocadas pelos fármacos e a forma como diferentes patologias interferem no alcance do objetivo com a prática do exercício físico.

4.1 Fatores ambientais

Segundo Rauchbach (2001), os idosos são vulneráveis a influências ambientais (alterações climáticas como temperatura, umidade do ar, pressão atmosférica), físicas (falta de acessibilidade em alguns locais) e psicológicas (um lar com o qual não estão familiarizados, por exemplo, caracterizando uma barreira psicossocial). O processo normal do envelhecimento fisiológico tem como consequência a dificuldade na manutenção homeostática do meio interno, principalmente no que se refere à temperatura corporal. O idoso exposto ao frio pode sofrer de hipotermia; exposto ao calor, pode ter dificuldade na recuperação pós-esforço físico. Tensões emocionais que provocam contração muscular e aumento dos batimentos cardíacos estão diretamente ligadas à dificuldade na manutenção da pressão arterial a níveis aceitáveis. Outros fatores ambientais que devem ser levados em conta além da temperatura, da umidade do ar e da pressão atmosférica são vento, radiação, íons, eletricidade e poluição, pois influenciam o meio interno em diferentes graus. As reações podem manifestar-se como um mal-estar passageiro ou um estado de ansiedade sem causa definida. Quanto mais frágil for o idoso, maior será o impacto fisiológico que ele sofrerá.

O trabalho com idosos requer cuidado redobrado com o ambiente de prática no que se refere à segurança, à saúde e à prevenção de acidentes. Isso deve ser observado em atividades tanto ao ar livre quanto em ambientes fechados. Idosos têm baixa acuidade em seus sentidos corporais e respostas eferentes mais lentas, ou seja, demoram em perceber obstáculos e, quando o fazem, sua reação é mais lenta (por exemplo, desviar de uma bicicleta ao atravessar a rua, observar o entorno para evitar ser surpreendido por assaltos e sofrer alguma violência, deslocar-se com eficiência até o local da prática independentemente das condições de iluminação e sinalização das vias de acesso).

Os aspectos de saúde do ambiente estão relacionados à manutenção e à higiene dos materiais, bem como às condições de ventilação e umidade. Um simples exercitar-se com ventilador ligado nas costas pode contribuir para o desenvolvimento de problemas pulmonares e respiratórios. Muitos idosos preferem faltar às aulas quando chove ou faz muito frio, pois temem que o risco de problemas de saúde em decorrência da exposição às intempéries durante o deslocamento seja maior do que os benefícios dos exercícios.

A prevenção de acidentes não se limita às modificações estruturais, como a instalação de pisos antiderrapantes e barras de apoio. Retirar tapetes, secar o chão, guardar materiais de uso na altura do quadril para facilitar o acesso, ocultar fios soltos, verificar o posicionamento de cadeiras e apoios e orientar os alunos a não deixar materiais soltos pelo chão da sala também são itens importantes de segurança. Em ambientes ao ar livre, é necessário verificar o percurso para observar se há pedras, buracos e desníveis que possam causar tropeços e a presença de animais agressivos, galhos e raízes que causem risco ao idoso em deslocamento. Esses cuidados não são à toa. A redução da percepção sensorial dos idosos faz com que percam a capacidade de ver esses obstáculos e de desviar deles, como fariam quando mais jovens. São ações que, antes do envelhecimento, aconteciam quase automaticamente, dependendo do tempo de reação individual, mas que, ao envelhecer, nem sempre ocorrem associadas. Por exemplo, o idoso pode relatar que viu o galho, mas não achou que ia acertar seu rosto, ou que viu o galho, mas não deu tempo de desviar, ou ainda que viu o galho e tentou desviar, mas o corpo "não obedeceu". A forma como relatam esse tipo de acidente revela supostamente o grau de integridade dos mecanismos aferentes e eferentes.

4.2 Fatores nutricionais

Quando falamos em nutrição, tratando-se da pessoa idosa, é preciso avaliar não somente a quantidade e a qualidade do alimento ingerido, mas também o que os órgãos digestivos efetivamente podem absorver e utilizar. A subnutrição do idoso pode estar relacionada a uma dentição falha ou mesmo a uma prótese mal adaptada (Acuña; Cruz, 2004). Segundo Rauchbach (2001, p. 28), "ao evitar alimentos que requerem mastigação intensa ou demorada ocorre uma desativação da musculatura bucofacial e uma sensação de repleção no estômago devido à ingestão de ar. Com consequentes sintomas de flatulência, azia, além da cessação da fome". Outra prática comum entre idosos é a utilização de antiácidos, que podem alterar a absorção de ferro, cálcio e vitamina B12 no organismo (Peixoto et al., 2012), o que pode causar uma debilidade geral ou alterar a capacidade funcional do intestino, resultando em prisão de ventre (Rauchbach, 2001).

O grande número de pessoas que chegam à velhice com obesidade vem propondo desafios aos profissionais da saúde, pois as respostas esperadas da prática do exercício físico sobre o metabolismo são lentas e, muitas vezes, os resultados esperados são desanimadores pelo ponto de vista do idoso. Independentemente do grau atingido conforme os objetivos da prática da atividade física, ela promove a melhora dos padrões metabólicos e da função gástrica, responsável pela metabolização dos alimentos (Pereira, 2002). Outro benefício é a conscientização acerca do esquema facial, com a recuperação das possibilidades gestuais expressivas e funcionais.

É importante observar se os idosos, quando se apresentam para a prática do exercício, estão em jejum. Muitos deles, em razão de o medicamento precisar ser ingerido logo cedo e em jejum, acreditam que não podem consumir alimentos para não interferir na absorção da medicação e, durante a aula, apresentam sintomas como tontura, fraqueza, sudorese ou palidez, correndo o risco de uma queda ou de um mal-estar súbito por hipoglicemia. O professor não prescreve dietas, mas pode orientar sobre hábitos saudáveis para uma alimentação equilibrada. Também pode convidar um nutricionista para conversar com o grupo sobre cuidados com a alimentação.

4.3 Fatores farmacológicos

A ação esperada dos medicamentos utilizados pelo idoso pode sofrer alterações quanto à absorção e à excreção, e os efeitos colaterais podem ser amplificados pela ação do exercício físico. O processo normal de envelhecimento já provoca a diminuição da absorção intestinal e a redução da excreção dos resíduos (Nascimento, 2002). Segundo Rauchbach (2001, p. 29), "a água total do corpo sofre uma redução de até 17 por cento, reduzindo o volume de distribuição e acarretando altas concentrações plasmáticas dos fármacos". Os medicamentos lipossolúveis permanecem por períodos mais longos no organismo, tendo, assim, uma ação mais duradoura. A concentração sérica de albumina produz um aumento expressivo da taxa de drogas na forma livre, as quais, por natureza, também se ligam às proteínas (Nascimento, 2002).

O sistema nervoso central apresenta uma sensibilidade especial às ações dos medicamentos. O perigo está na superdosagem provocada pela ação do exercício físico no organismo idoso (aumento da circulação, que possibilita maior absorção dos fármacos), cujos efeitos colaterais podem ser vertigem, náusea ou instabilidade no andar.

A polifarmácia, o uso de cinco ou mais medicamentos, ou o uso de pelo menos um medicamento potencialmente inapropriado, ou, ainda, o uso de mais medicamentos do que os clinicamente indicados também são situações frequentemente observadas em idosos (Lucchetti; Novaes; Lucchetti, 2016).

Raso (2007) apresenta a ação sobre o equilíbrio associada aos principais medicamentos consumidos por idosos, como mostra o Quadro 4.1.

Quadro 4.1 Medicamentos e substâncias que afetam o equilíbrio

Classe	Efeito
Narcóticos, hipnóticos, sedativos, tranquilizantes e álcool	Decréscimo do estado de alerta
Narcóticos, hipnóticos, sedativos, tranquilizantes e analgésicos	Retardo da condução central
Vasodilatadores, anti-hipertensivos e alguns antidepressivos	Prejuízo da perfusão cerebral
Diuréticos, digitais, betabloqueadores e anti-hipertensivos	Prejuízo do controle postural

Fonte: Raso, 2007, p. 39.

Os remédios eliminados pelos rins podem rapidamente atingir níveis tóxicos em virtude da diminuição no descarte das substâncias produzidas pelo metabolismo (Nascimento, 2002). De acordo com Rauchbach (2001, p. 30), "há uma queda de aproximadamente 40 por cento na taxa de filtração glomerular entre os 20 e os 80 anos de idade". As funções do fígado também sofrem alterações com o envelhecimento, o que prejudica sua capacidade de tornar o fármaco mais tolerável ou de desintoxicar o organismo.

O sistema cardiovascular diante dos diferentes fármacos apresenta vários efeitos colaterais, que são induzidos pelo aumento da circulação, da frequência cardíaca e da metabolização dos elementos. As respostas aos efeitos dos exercícios físicos estão descritas no Quadro 4.2.

Quadro 4.2 Efeitos colaterais e principais interferências na resposta ao exercício induzidas por medicações cardíacas

Classe	Efeito colateral	Efeito na resposta ao exercício
Agentes antiantianginosos		
Compostos de nitroglicerina	Cefaleia, vertigem e hipotensão	Hipotensão, incremento na capacidade de executar exercícios
Betabloqueadores	Bradicardia, contratilidade do miocárdio, insônia, náuseas, fadiga, fraqueza, hipercolesterolemia e hiperglicemia	Hipotensão, decréscimo da frequência cardíaca e contratilidade do miocárdio
Antagonista do cálcio	Vertigem, síncope, rubor, hipotensão, cefaleia, retenção de líquidos	Hipotensão
Agentes anti-hipertensivos		
Diuréticos	Sonolência, desidratação, desequilíbrio eletrônico, gota, náusea, dor, déficit auditivo, colesterol e dislipidemias	Hipotensão
Vasodilatadores	Incremento da frequência cardíaca e contratilidade do miocárdio, cefaleia, sonolência, náusea, vômitos e diarreias	–
Medicamentos que interferem no sistema nervoso simpático	Sonolência, depressão, disfunção sexual, fadiga, boca seca, nariz congestionado, febre, distúrbio gástrico, retenção de líquido e aumento de peso	Hipotensão

(continua)

(Quadro 4.2 – conclusão)

Classe	Efeito colateral	Efeito na resposta ao exercício
Glicosídios digitálicos, derivados	Arritmias, bloqueios cardíacos, ECG alterado, fadiga, fraqueza, cefaleia, náuseas e vômitos	Incremento da capacidade de realizar exercícios; incremento da contratilidade do miocárdio
Agentes anticoagulantes	Aparecimento de equimoses, irritação gástrica, dor articular ou abdominal dificuldade na deglutição, tumefação inexplicável, sangramento descontrolado	–
Agentes antilipidêmicos	Náuseas, vômitos, diarreias, constipação, flatulência, desconforto abdominal, intolerância à glicose	–
Agentes antiarrítmicos	Náuseas, palpitações, vômitos, erupção cutânea, insônia, vertigem, falta de ar, edema nos tornozelos, expectoração com sangue, febre, psicose, impotência	Hipotensão, decréscimo da frequência cardíaca, contratilidade do miocárdio

Fonte: Raso, 2007, p. 40.

Uma boa entrevista inicial, com perguntas sobre medicação, horários indicados e quantidade das drogas prescritas, é importante para evitar incidentes durante a prática das atividades. Um recurso utilizado é pedir aos idosos que tragam as bulas dos medicamentos, pois, com a leitura, fica fácil observar quais são os efeitos colaterais e identificar as implicações da superdosagem provocada pela ação do exercício, tomando-se a providência de fazer o encaminhamento de relatório ao profissional médico do idoso.

4.4 Fatores patológicos

O processo de envelhecimento pode ou não vir acompanhado de patologias, que interferem tanto na forma de planejamento da atividade como na resposta ao exercício físico. Considerando-se o universo de alterações fisiológicas que acometem o idoso, segundo Rauchbach (2016), as doenças que demandam atenção por apresentarem riscos ou cuidados especiais durante as atividades podem ser categorizadas em:

- Cardiovasculares: alterações vasculares e hipertensão.
- Respiratórias: asma, bronquite crônica e enfisema.
- Musculoesqueléticas: artrose, artrite reumatoide e dor lombar.
- Metabólicas: diabetes, obesidade e osteoporose.
- Sensoriais: desordens visuais, de equilíbrio e auditivas.
- Incontinência urinária.
- Depressivas.

Idosos que apresentam alterações cardiovasculares demandam atenção extra, principalmente quando a medicação é modificada, a temperatura do dia apresenta uma amplitude muito grande ou a umidade do ar está elevada, pois essas condições acarretam diferentes sintomas, como taquicardia, vertigem, náuseas, tremores e aumento da sudorese (Rauchbach, 2016). No caso de doenças respiratórias, como asma, bronquite crônica e enfisema, que são extremamente debilitantes, a falta de ar, que é o decréscimo do nível de oxigênio circulante, associada à baixa massa muscular, determina a fragilidade e a incapacidade funcional (Manidi; Michel, 2001), por isso, na prática do exercício, devem ser evitadas temperaturas extremas e ambientes poluídos.

Conforme Rauchbach (2016, p. 395),

> os comprometimentos musculoesqueléticos são os que mais incomodam e afastam a pessoa idosa das atividades no meio social. Justamente por comprometer articulações responsáveis pela deambulação e pela

presença contínua de dor. A sobrecarga ao longo da vida somada aos contínuos episódios inflamatórios que degeneram as estruturas articulares leva ao isolamento.

Considerando-se a tendência ao isolamento, compulsório ou não, em razão de patologias crônicas a probabilidade de o idoso entrar em um estado depressivo é muito grande. De acordo com Stella et al. (2002, p. 92), "as causas de depressão no idoso configuram-se dentro de um conjunto amplo de componentes onde atuam fatores genéticos, eventos vitais, como luto e abandono, e doenças incapacitantes". Frequentemente, a depressão aparece no contexto de perda da qualidade de vida associada ao isolamento social e ao surgimento de doenças clínicas graves. A prática de uma atividade física é essencial como forma de prevenção e tratamento. Do ponto de vista da superação física, o exercício promove melhora em todos os parâmetros fisiológicos, que levam à sensação de bem-estar e prontidão para as tarefas cotidianas (Freitas et al., 2002, p. 860). Com relação à saúde mental, os benefícios da atividade física, principalmente se praticada em grupo, são a melhora da autoestima, o incremento das relações psicossociais e o reequilíbrio emocional (Stella et al., 2002).

As doenças metabólicas, como obesidade, diabetes e osteoporose, também apresentam fatores que interferem tanto na prescrição do exercício como na continuidade do programa indicado. Segundo Cabrera e Jacob Filho (2001, p. 495), "obesidade é o excesso de tecido adiposo no organismo, sendo considerada uma doença crônica e inter-relacionada direta ou indiretamente com algumas outras situações patológicas [...] como as doenças cardiovasculares, osteomusculares e neoplásicas". Essas doenças interferem tanto nos resultados esperados pela prática dos exercícios como na frequência às atividades. Os exercícios indicados para interferir no metabolismo da glicose, conforme Mazo, Lopes e Benedetti (2001), nos casos de obesidade e diabetes, são os aeróbicos, como caminhar, pedalar e nadar. As situações apresentadas durante a prática dessas atividades que inspiram cuidados são a incidência de hipoglicemia pós-exercício, o comprometimento articular nos indivíduos obesos e os ferimentos nos pés do diabético por uso inadequado do calçado. Já nos casos de osteoporose, o que demanda cuidado é o estado de fragilidade óssea, que é suscetível a fraturas após traumas mínimos (Rauchbach, 2016).

Os declínios sensoriais mais significativos no envelhecimento envolvem o equilíbrio, a audição e a visão, o que interfere na interação social e repercute no equilíbrio psicológico. O comprometimento do equilíbrio e a iminência de quedas fazem com que os idosos se sintam inseguros, evitando as atividades físicas que demandem deslocamentos. A visão comprometida, muitas vezes, confunde a percepção do que é sombra ou buraco pelo caminho, e o déficit de audição pode levar o idoso ao isolamento social. Segundo Cancela (2007), o déficit sensorial de natureza auditiva e visual parece uma causa importante de declínio geral no funcionamento das atividades intelectuais.

De acordo com Maciel (2002), a perda involuntária de urina (incontinência urinária) é um dos principais motivos de isolamento social de idosas. Essa perda tem como causa infecções, medicamentos, deficiência hormonal ou estresse. Sua ocorrência pode ser transitória ou de continuidade. Conforme Reis et al. (2003), a perda involuntária de urina é frequentemente associada a pessoas idosas, no entanto o pico de ocorrência da incontinência de esforço acontece entre os 45 e os 65 anos.

Quando se trabalha com grupos heterogêneos em relação ao grau de envelhecimento e a patologias que demandam cuidados, é essencial que o professor tenha o máximo de conhecimento teórico e sensibilidade para identificar possíveis situações de risco. É preciso saber observar a cor facial e a profundidade dos tecidos ao redor dos olhos, a temperatura corporal e a frequência cardíaca alterada sem necessidade de equipamentos para medição, tudo por meio do conhecimento do que é normalidade para aquele idoso. Essa sensibilidade deve ser cultivada dia após dia de prática em campo.

4.5 Fatores neurológicos

O principal objetivo diante das alterações neurológicas, independentemente de sua natureza, é preservar as capacidades funcionais durante o máximo de tempo possível, evitando-se a dependência. Nas fases iniciais da doença, é possível melhorar a confiança e a autoestima. Como exemplo, Manidi e Michel (2001) apresentam as principais diferenças entre as doenças de Alzheimer e Parkinson.

Quadro 4.3 Deficiências características das duas principais alterações neurológicas

Aptidões	Alzheimer	Parkinson
Memória perceptiva	Dificuldade para lembrar-se de um percurso. Dificuldade para reproduzir a velocidade de um movimento.	Reprodução de um movimento difícil.
Memória motora	Dificuldade em aprender novos encadeamentos.	Dificuldade para repetir os movimentos (dificuldade para lembrar).
Postura e movimento	Muitas vezes, preservados durante os estágios iniciais.	Claramente perturbados por tremores mais ou menos fortes.
Tônus e forma de andar	Pouco ou nada afetados.	Rigidez.
Cognição e raciocínio	Claramente afetados.	Diminuídos, às vezes anormais.
Afeto e emoção	Indiferenciados ou desinibidos.	Apáticos ou depressivos.
Fala	Claramente afetada.	Pouco ou nada afetada
Elocução	Pouco ou nada afetada	Muitas vezes afetada

Fonte: Manidi; Michel, 2001, p. 53.

Trabalhar com idosos com comprometimentos neurológicos demanda muita dedicação e atenção. Se a atividade for desenvolvida em grupo, existe uma parceria muito grande entre os colegas, que, muitas vezes, percebem a intenção inconsciente do idoso com Alzheimer em deixar a sala de atividade sem que o professor perceba. O idoso com Parkinson, por exemplo, que pode chegar sem estímulo, com a marcha comprometida e apresentando rigidez, precisa de atenção específica do professor nas atividades que promovam descontração e alegria.

III Síntese

Fatores intervenientes na prática de exercício físico – resumo

Ambientais	Alterações climáticas (temperatura, umidade do ar, pressão atmosférica), obstáculos físicos (falta de acessibilidade), um lar com o qual não estão familiarizados (barreiras psicossociais). Quanto mais frágil for o idoso, maior será o impacto fisiológico que ele sofrerá.
Nutricionais	Na desnutrição, é preciso considerar não somente a quantidade e a qualidade do alimento ingerido, mas também o que os órgãos digestivos efetivamente podem absorver e utilizar. Na obesidade, a prática da atividade física promove a melhora dos padrões metabólicos e da função gástrica, responsável pela metabolização dos alimentos.
Farmacológicos	A ação esperada dos medicamentos utilizados pode sofrer alterações quanto à absorção e à excreção. Os efeitos colaterais podem ser amplificados pela ação do exercício físico. O processo normal de envelhecimento já provoca a diminuição da absorção intestinal e a redução da excreção dos resíduos.

(continua)

(conclusão)

Patológicos	Cardiovasculares: alterações vasculares e hipertensão; respiratórios: asma, bronquite crônica e enfisema; musculoesqueléticos: artrose, artrite reumatoide e dor lombar; depressivos; metabólicos: diabetes, obesidade e osteoporose; sensoriais: desordens visuais, de equilíbrio e auditivas; incontinência urinária.
Neurológicos	O principal objetivo diante de alterações neurológicas, independentemente de sua natureza, é preservar as capacidades funcionais durante o máximo de tempo possível, evitando-se a dependência.

■ *Atividades de autoavaliação*

Leia o texto a seguir com atenção a todos os detalhes mencionados a respeito do idoso. Imagine que as informações foram fornecidas a você pelo idoso no primeiro encontro, em uma breve entrevista. Esses dados e as observações subjetivas foram anotados em uma ficha de anamnese.

> Antônio tem 71 anos. Apresenta um histórico de hipertensão desde os 40 anos e faz uso de medicação. Tem obesidade abdominal (ao toque, o abdômen é rígido e expandido), mas demonstra disposição física, anda com passos firmes, apesar de ter dificuldade de sentar em planos baixos. Queixa-se de dores lombares e no ombro direito (relatou ter sofrido com uma tendinite há cinco anos). Ele acredita que as dores tiveram origem em uma queda de um andaime. Essas dores incomodam quando há mudança de clima. Fez uso de bebida alcoólica durante 30 anos, mas deixou de beber após tratamento. É fumante desde os 15 anos (apresenta tosse com secreção). Nunca fez atividade física com professor, só jogava futebol nos fins de semana quando jovem. Trabalhou na construção civil. Como sempre foi muito interessado e teve a oportunidade de terminar o segundo grau (atual ensino médio), chegou à posição de mestre de obras, o que lhe conferiu uma aposentadoria boa; porém, ainda faz "bicos", pois não gosta de ficar parado. Procurou a atividade no Centro de Esportes por curiosidade, pois ouviu os vizinhos comentando sobre os benefícios de participar das atividades.

Entrevista feita, dados coletados, agora é hora de traçar estratégias em relação às atividades, selecionar qual grupo será mais indicado para a participação do senhor Antônio e verificar quais fatores podem interferir nos resultados esperados pela prática da atividade.

1. Já na primeira entrevista, Antônio lhe deu algumas pistas. Será que, com elas, você consegue identificar quais fatores poderão interferir na prática da atividade?
   a) Ambientais e farmacológicos.
   b) Nutricionais e patológicos.
   c) Ambientais, nutricionais, farmacológicos e neurológicos.
   d) Patológicos, farmacológicos, nutricionais e ambientais.
   e) Ambientais e patológicos.

2. Considerando-se que Antônio faz uso de medicação para hipertensão há muitos anos, mas nunca fez atividade física com acompanhamento profissional, quais sintomas poderão aparecer durante a aula que merecem atenção e encaminhamento ao profissional médico?
   a) Falta de ar e palpitação.
   b) Fraqueza com taquicardia.
   c) Taquicardia, vertigem, náuseas, tremores, aumento da sudorese.
   d) Suor abundante e palidez.
   e) Dores no corpo e frio.

3. Antônio está se saindo muito bem nas atividades. Pelo relato dele, as dores na coluna e no ombro não têm incomodado; apenas quando faz muito frio ele sente algumas "agulhadas". Ele até já consegue sentar em planos mais baixos. Mas uma coisa ainda preocupa você como profissional, a obesidade. Conhecendo melhor o senhor Antônio, você chegou a algumas suposições: pelo tipo de atividade laboral, a demanda

energética para encarar o canteiro de obras sempre foi grande, isto é, ele é "bom de garfo". Segundo ele, já participou de palestras sobre alimentação, mas não conseguiu acompanhar tudo o que foi dito. O médico recomendou a ele algumas adequações e o encaminhou a um serviço especializado, mas ele desistiu. Porém, comentou que, com a atividade física, ele vai mais vezes ao banheiro por semana. Que providências você, como profissional de educação física que atua na área da saúde, pode tomar para ajudar não só Antônio, mas também outras pessoas do grupo que tenham problemas com a obesidade?

a) Intensificar as atividades para haver maior gasto calórico.
b) Entrar em contato com o serviço de saúde e convidar o nutricionista para dar uma palestra sobre o universo da boa alimentação.
c) Dar uma palestra sobre como adaptar a dieta com o exercício para perda de peso.
d) Deixar o assunto de lado, afinal não é sua área.
e) Escolher entre muitas dietas que povoam o ambiente da academia e passar para o senhor Antônio.

4. Você trabalha em um espaço da Secretaria de Esportes do município que oferece uma sala adequada para o trabalho com 15 alunos no máximo. No calor, a sala fica abafada, porque é bastante ensolarada e as janelas não abrem o suficiente; dessa forma, a sala fica com pouca ventilação. Há um espaço externo com pista de caminhada e quadra de esportes. Quando Antônio começou a fazer as atividades, era outono. Agora, no fim da primavera e início do verão, ele começou a apresentar um decréscimo no rendimento em seu horário de aula, às 10h da manhã. Já chega cansado, apresenta sudorese e, muitas

vezes, depois da aula, fica sentado no banco do lado de fora por um longo tempo até achar forças para ir para casa. Nessas condições, quais seriam as medidas mais indicadas para minimizar o fator ambiental e proporcionar conforto e produtividade para o senhor Antônio?

a) Avaliar se ele tem interesse de vir às 8h, pois é mais fresco.
b) Manter o horário e fazer a atividade na quadra.
c) Deixar a porta aberta e colocar o senhor Antônio mais perto da porta.
d) Indicar só a caminhada na pista no horário em que ele se sentir melhor.
e) Mudar as aulas para a quadra externa.

5. Antônio chegou muito preocupado à aula hoje, pensativo e distraído. Após a aula, você foi soube o que estava acontecendo. Ele perguntou se poderia trazer o cunhado para participar das atividades, pois este começou a apresentar um jeito diferente de andar, falar e se movimentar. Você concordou e, na aula seguinte, vieram os dois. De longe, foi possível observar que o cunhado andava com dificuldade, com uma postura meio caída para a frente e com passos robóticos. Ao cumprimentá-lo, as mãos pareciam frias, trêmulas e sem tônus, o rosto sem expressão. O que pode estar acontecendo?

a) Pela expressão do rosto e aparente falta de vontade de se mexer, ele deve estar com depressão.
b) Essa forma de andar, com movimentos lentos, e as mãos frias podem ser sinais indicativos de demência.
c) Você precisa saber mais detalhes para dar seu parecer.
d) Com certeza é Alzheimer.
e) Pelas características, você acredita ser Parkinson.

■ Atividades de aprendizagem

Questões para reflexão

1. Considerando-se que Antônio precisa diminuir o peso para evitar sobrecarga cardíaca, tem participado das aulas de ginástica duas vezes por semana e, nos mesmos dias, aproveita para caminhar 30 minutos na pista, que tipo de atividade você acredita que seria interessante acrescentar ao cotidiano dele? Justifique sua resposta.

2. No grupo de ginástica de Antônio, há duas idosas que quase não escutam; às vezes, parece que nem estão na aula, pois se dispersam facilmente. Esse comportamento pode atrapalhar alguma atividade que requer interação entre os participantes. Quais seriam as mudanças necessárias para haver melhor integração dos alunos?

Atividade aplicada: prática

1. Vá até um local onde são realizadas aulas de ginástica para qualquer idade. Faça a verificação das características do lugar como se fosse ser usado para atender idosos. Observe se o local é adequado de acordo com o que você estudou neste capítulo sobre os fatores que interferem no exercício (ventilação, calçadas, barras de apoio etc.).

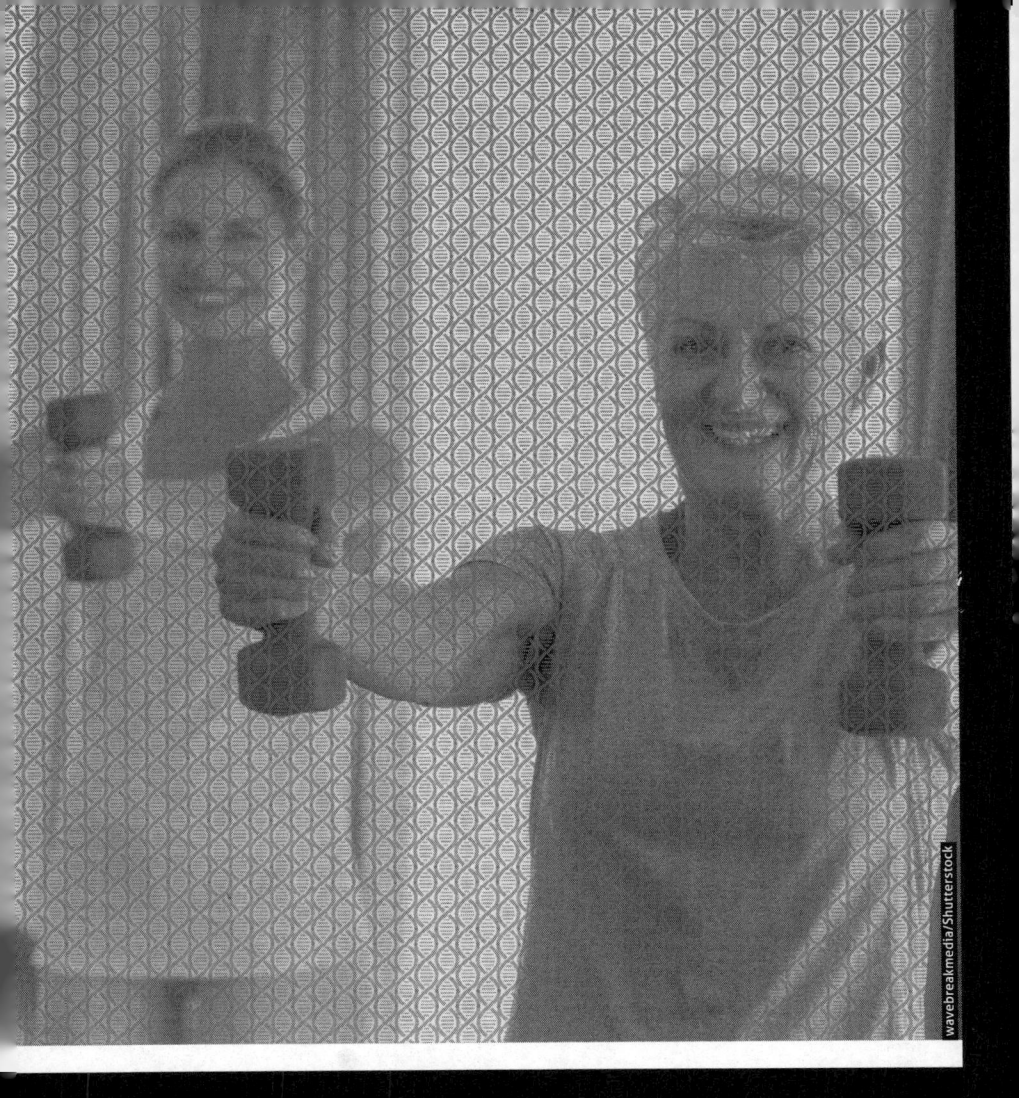

Capítulo 5

Níveis de envelhecimento e capacidade funcional

Considerando-se que o processo de envelhecimento não é igual para todos, é possível afirmar que fatores como educação, saúde, classe social, personalidade, história pessoal e contexto socioeconômico, segundo Papaléo Netto (2002), são determinantes para as diferenças entre idosos de 60 a 100 anos. O que determina essa diferença é a capacidade de adaptação às adversidades do meio. Com isso, a idade funcional pode variar em até 20 anos para idosos com a mesma idade biológica. De acordo com Rauchbach (2016), dieta, atividade física, ausência de vícios e equilíbrio psicossocial, somados à capacidade de adaptação, são variáveis externas que estabelecem o grau de envelhecimento. Assim, é necessário entender os diferentes níveis de envelhecimento em relação não só às capacidades motoras da prática da atividade física sistemática, mas também às questões de autocuidado. Neste capítulo, abordaremos quais são os diferentes níveis de envelhecimento, suas limitações e suas potencialidades, como avaliar as capacidades físicas, quais são as atividades mais indicadas para cada nível de envelhecimento, como é a atuação interdisciplinar do profissional e quais pontos da didática são importantes na atuação com idosos.

5.1 Níveis de envelhecimento

Quando se fala em níveis de envelhecimento, podemos pensar: Como se mede o envelhecimento? Raso (2007, p. 31) esclarece: "O sucesso em executar atividades simples ou avançadas associado com a presença ou ausência de auxílio externo na realização de determinadas tarefas representam os principais indicadores de classificação e hierarquização da capacidade funcional do idoso".

No Quadro 5.1, está descrita a atuação do professor de educação física em cada nível de envelhecimento. É importante fixar o que uma pessoa em cada nível é capaz de executar, para saber que escalas e protocolos utilizar e como atuar com os demais profissionais.

Quadro 5.1 Capacidade funcional e atuação do professor de educação física

Classificação da capacidade funcional	Atuação do professor de educação física
Nível I: idoso fisicamente incapaz, não realiza nenhuma AVD* e é dependente total de cuidados de terceiros.	O professor atua interdisciplinarmente com a equipe de saúde.
Nível II: idoso fisicamente dependente e que necessita de cuidado domiciliar ou institucional. Tem dificuldade em executar tarefas simples, como vestir-se, entrar na cama e sair dela, levantar-se da cadeira, lavar rosto e mãos, alimentar-se, banhar-se, utilizar o banheiro, deslocar-se dentro de casa ou nos arredores, subir e descer escadas e cuidar de pés e mãos.	As atividades desenvolvidas são as voltadas para a recreação, pois os exercícios físicos estão sob responsabilidade do fisioterapeuta. Ramos de atuação: educação física hospitalar, instituição de longa permanência e equipe de saúde da família.

(continua)

(Quadro 5.1 – continuação)

Classificação da capacidade funcional	Atuação do professor de educação física
Nível III: idoso fisicamente frágil, executa todas as AVDs, mas, em decorrência de doença ou outras condições debilitantes, tem dificuldade em executar algumas AIVDs**, tais como fazer compras, lavar roupa e limpar o chão. Tem como característica restringir-se ao ambiente doméstico, necessitando de auxílio de terceiro no preparo da alimentação e na limpeza da casa.	Quando o idoso estiver integrado aos programas das unidades básicas de saúde, o professor deve atuar interdisciplinarmente com a equipe. As atividades a serem desenvolvidas devem priorizar a manutenção e o aprimoramento das capacidades funcionais. Ramos de atuação: instituição de longa permanência, equipe de saúde da família, secretarias de esportes, grupos comunitários e *personal trainer*.
Nível IV: idoso fisicamente independente. Executa com sucesso todas as AVDs e a maioria das AIVDs***, como também algumas AAVDs, participa de atividades sociais, a exemplo de bailes e viagens de férias. Realiza trabalhos físicos leves que demandem baixo gasto de energia, é capaz de cuidar da casa e ter *hobbies*, faz caminhadas, jardinagem e dirige automóvel. Porém, tem baixa reserva funcional e algumas limitações, que podem fazê-lo migrar ao nível anterior quando diante de um episódio de risco à saúde.	As atividades a serem desenvolvidas devem priorizar o aprimoramento das capacidades funcionais e a manutenção da saúde. Ramos de atuação: equipe de saúde da família, secretarias de esportes, grupos comunitários, clubes, academia e *personal trainer*.

(Quadro 5.1 – conclusão)

Classificação da capacidade funcional	Atuação do professor de educação física
Nível V: idoso fisicamente apto, faz exercícios físicos duas ou três vezes por semana com o objetivo de manutenção da saúde, por prazer ou busca do bem-estar. É geralmente considerado mais jovem do que sua idade cronológica. Muitos podem estar trabalhando e geralmente participam de atividades com pessoas muito mais jovens.	As atividades a serem desenvolvidas devem priorizar a manutenção da saúde e o condicionamento físico. Ramos de atuação: secretarias de esportes, grupos comunitários, clubes, academia e *personal trainer*.
Nível VI: idoso da elite física que treina diariamente e compete em torneios específicos para a idade ou aquele que continuou trabalhando em ocupação de elevada exigência física. A capacidade física é geralmente superior à de adultos destreinados décadas mais jovens. Pode ser seguramente avaliado por testes que são rotineiramente utilizados em adultos.	As atividades a serem desenvolvidas devem priorizar o condicionamento físico e o treinamento voltado à modalidade praticada. Ramos de atuação: clubes, academia e *personal trainer*.

*AVD: atividade da vida diária
**AIVD: atividade instrumental da vida diária
***AAVD: atividade avançada da vida diária
Fonte: Elaborado com base em Raso, 2007, p. 32-33.

Podemos fazer também outras perguntas: Como avaliar o envelhecimento? Para cada nível de envelhecimento, existem escalas, protocolos e testes específicos. E como o professor de educação física pode atuar nesses diferentes níveis? Apresentaremos as recomendações de exercícios de acordo com cada nível de capacidade funcional.

5.2 Avaliação física em idosos

A avaliação física em idosos também deve respeitar as condições físicas e funcionais de cada indivíduo, pois nem sempre os testes podem ser executados por idosos com limitações mais acentuadas. Desse modo, para cada nível de capacidade funcional, existem testes específicos para avaliar as condições físicas e funcionais do idoso.

De forma generalizada, os objetivos principais da avaliação física, segundo Mazo, Lopes e Benedetti (2001), são:

- verificar a eficiência dos programas de atividades físicas em que o idoso está engajado (os testes são direcionados para aptidão física, à capacidade funcional e aos aspectos psicossociais, ingestão alimentar e nível de atividade física);
- verificar a evolução do idoso em relação ao processo de envelhecimento;
- analisar as associações existentes entre o nível de envelhecimento e os resultados obtidos quanto aos aspectos antropométricos, neuromotores e metabólicos da aptidão física, à capacidade funcional e aos aspectos psicossociais e nutricionais dos idosos;
- determinar quais variáveis devem ser priorizadas na elaboração dos programas de intervenção.

Na literatura, existe uma infinidade de testes avaliativos para cada nível funcional. Esse grande número tem relação com a complexidade que é o processo de envelhecimento, visto que envolve, além das questões físicas e funcionais, fatores sociais e culturais. Muitos dos testes foram criados para abranger a singularidade de cada grupo populacional. Conhecer quais aspectos são avaliados em cada nível de funcionalidade do idoso é essencial para compreender o que ele será capaz de fazer nas atividades elaboradas num programa de lazer ou de exercícios físicos. Na sequência, apresentamos alguns testes que são utilizados tanto em pesquisas como na prática diária com idosos.

▪ Idosos do nível I – Fisicamente incapazes e dependentes da ajuda de cuidadores

A avaliação é de competência da equipe médica (geriatra e/ou clínico geral, equipe de enfermagem, fisioterapeuta, fonoaudiólogo, terapeuta ocupacional e outros). Os aspectos observados inicialmente são os indicadores de severidade da doença, a quantificação das necessidades e do uso dos serviços médicos, as escalas específicas de classificação da doença e as funções cognitiva e afetiva. Em um segundo momento, na melhora do quadro clínico, os protocolos utilizados são as escalas das AVDs para mensurar quais funções o idoso é capaz de executar.

▪ Idosos do nível II – Fisicamente dependentes

Os instrumentos mais utilizados para essa população são os questionários de autoavaliação e os testes de função motora, para predizer se o idoso é capaz de manter as AVDs. Dos questionários de autoavaliação, segundo Spirduso (2005), o mais amplamente utilizado é o Índice de Atividades da Vida Diária – AVD (que consta em Katz et al., 1963). Originalmente, foi elaborado para avaliar a incapacidade, mas também é empregado para determinar se idosos muito idosos têm capacidade de realizar atividades de autocuidado sem a ajuda de terceiros. Abrange os seguintes tópicos: tomar banho, vestir-se, ir ao banheiro, transferir-se, continência, alimentar-se (ver Quadro 5.2). A ordem dos itens reflete a progressão natural na perda da função. Quem responde às questões geralmente é o cuidador ou o enfermeiro, depende da situação do idoso, institucionalizado ou não.

Quadro 5.2 Instrumento de avaliação das AVDs

ATIVIDADES Pontos (1 ou 0)	INDEPENDÊNCIA (1 ponto) SEM supervisão, orientação ou assistência pessoal	DEPENDÊNCIA (0 PONTOS) COM supervisão, orientação ou assistência pessoal ou cuidado integral
Banhar-se Pontos:____	(1 ponto) Banha-se completamente ou necessita de auxílio somente para lavar uma parte do corpo, como as costas, genitais ou uma extremidade incapacitada	(0 pontos) Necessita de ajuda para banhar-se em mais de uma parte do corpo, entrar e sair do chuveiro ou banheira ou requer assistência total no banho
Vestir-se Pontos:____	(1 ponto) Pega as roupas do armário e veste as roupas íntimas, externas e cintos. Pode receber ajuda para amarrar os sapatos	(0 pontos) Necessita de ajuda para vestir-se ou necessita ser completamente vestido
Ir ao banheiro Pontos:____	(1 ponto) Dirige-se ao banheiro, entra e sai, arruma suas próprias roupas, limpa a área genital sem ajuda	(0 pontos) Necessita de ajuda para ir ao banheiro, limpar-se ou usa urinol ou comadre
Transferência Pontos:____	(1 ponto) Senta-se/deita-se e levanta-se da cama ou cadeira sem ajuda. Equipamentos mecânicos de ajuda são aceitáveis	(0 pontos) Necessita de ajuda para sentar-se/deitar-se e levantar-se da cama ou cadeira
Continência Pontos:____	(1 ponto) Tem completo controle sobre suas eliminações (urinar e evacuar)	(0 pontos) É parcial ou totalmente incontinente do intestino ou bexiga

(continua)

(Quadro 5.2 – conclusão)

ATIVIDADES Pontos (1 ou 0)	INDEPENDÊNCIA (1 ponto) SEM supervisão, orientação ou assistência pessoal	DEPENDÊNCIA (0 PONTOS) COM supervisão, orientação ou assistência pessoal ou cuidado integral	
Alimentação Pontos:_____	(1 ponto) Leva a comida do prato à boca sem ajuda. Preparação da comida pode ser feita por outra pessoa	(0 pontos) Necessita de ajuda parcial ou total com a alimentação ou requer alimentação parenteral	
Total de pontos = _____	6 = Independente	4 = Dependência moderada	2 ou menos = Muito dependente

Fonte: Duarte; Andrade; Lebrão, 2007, p. 324.

Segundo Spirduso (2005, p. 383), "vários testes de desempenho foram desenvolvidos para medir objetivamente o desempenho de indivíduos nas atividades básicas da vida diária". Conforme Mathias, Nayak e Isaacs (1986, citados por Spirduso, 2005), um teste motor geral amplamente utilizado é o de "levantar-se e ir".

O teste consiste em levantar-se de uma cadeira reta e com encosto, caminhar três metros, voltar depois de girar 180° para o mesmo local e sentar-se na cadeira novamente. Esse teste avalia o equilíbrio sentado, o equilíbrio durante a marcha e a transferência. A interpretação do teste é: (1) normalidade; (2) anormalidade leve; (3) anormalidade média; (4) anormalidade moderada; (5) anormalidade grave. Escore de 3 ou mais pontos indica risco aumentado de quedas (Freitas; Costa; Galera, 2016).

A cadeira deve estar encostada em uma parede, a fim de evitar que, ao levantar e sentar, ela acabe escorregando. É preciso traçar duas linhas no chão que indiquem o caminho a ser seguido; no ponto onde o idoso deve dar a volta no próprio eixo para retornar, deve-se colocar uma pessoa pronta para o caso de desequilíbrio, oferecendo apoio ou evitando a queda por tontura. É importante observar que, nesse teste, avaliam-se indiretamente as seguintes valências físicas: força de membros inferiores ao levantar da cadeira, velocidade de deslocamento e equilíbrio dinâmico durante o giro no próprio eixo.

Idosos do nível III – Fisicamente frágeis

Segundo Mazo, Lopes e Benedetti (2001), os testes aplicados devem avaliar as atividades básicas e intermediárias da vida diária, contemplando os elementos da aptidão física, como força, flexibilidade e equilíbrio. Conforme Spirduso (2005, p. 388), "esse grupo está no limite da dependência e sofre muitas doenças crônicas e condições que eventualmente levam à incapacidade física". Como no grupo anterior, devem-se desenvolver muitos protocolos para avaliar e determinar a extensão do comprometimento das funções em uma variedade de populações, institucionalizadas ou não. Um dos instrumentos de autoavaliação selecionados para exemplo nesta obra é o do Quadro 5.3. Ele é composto de 18 itens que medem a capacidade de realizar tarefas físicas necessárias ao dia a dia de uma vida independente. A ordem dos itens representa o grau ascendente de dificuldade. O idoso é questionado sobre quais consegue realizar sem ajuda e com facilidade; sem ajuda, mas com algum grau de dificuldade; e com ajuda ou com dependência de outros para realizar.

Quadro 5.3 Escala de autoavaliação da capacidade funcional

(1): Realiza **SEM AJUDA** e com facilidade.			
(2): Realiza **SEM AJUDA**, mas com algum grau de dificuldade.			
(3): Realiza **COM AJUDA** ou depende de outros para realizar.			
ATIVIDADES	1	2	3
1. Comer e beber			
2. Lavar o rosto e as mãos			
3. Ir ao banheiro			
4. Levantar da cadeira			
5. Entrar e sair da cama			

(continua)

(Quadro 5.3 – conclusão)

ATIVIDADES	1	2	3
6. Movimentar-se dentro de casa			
7. Vestir-se			
8. Tomar banho			
9. Mover-se fora de casa em terreno plano			
10. Subir e descer escadas			
11. Cuidar dos pés e das unhas			
12. Atividades leves de limpeza da casa			
13. Preparar o jantar			
14. Preparar café da manhã e almoço			
15. Arrumar a cama			
16. Lavar e passar roupa			
17. Fazer compras			
18. Atividades pesadas de limpeza da casa			

Fonte: Matsudo, 2000, p. 82.

A avaliação é realizada pelo número de atividades que o idoso consiga executar de forma independente (sem ajuda e com facilidade).

O desempenho físico para esse grupo de idosos pode ser avaliado por diferentes testes, mas, segundo Spirduso (2005), um excelente exemplo é a Avaliação de Mobilidade de Tinetti (instrumento de 1986), que tem o foco na avaliação do equilíbrio e da marcha (ver Quadro 5.4).

Quadro 5.4 Escala de avaliação do equilíbrio e da marcha de Tinetti

Equilíbrio	Avaliação	Pontuação
O paciente deve estar sentado em uma cadeira sem braços, e as seguintes manobras são testadas.		
1. Equilíbrio sentado	Escorrega	0
	Equilibrado	1
2. Levantando	Incapaz	0
	Usa os braços	1
	Sem os braços	2

(continua)

(Quadro 5.4 – continuação)

Equilíbrio	Avaliação	Pontuação
3. Tentativas de levantar	Incapaz	0
	Mais de uma tentativa	1
	Única tentativa	2
4. Assim que levanta (primeiros cinco segundos)	Desequilibrado	0
	Estável, mas usa suporte	1
	Estável sem suporte	2
5. Equilíbrio em pé	Desequilibrado	0
	Suporte ou base de sustentação > 12 cm	1
	Sem suporte e base estreita	2
6. Teste dos três tempos (examinador empurra levemente o esterno do paciente, que deve ficar de pés juntos)	Começa a cair	0
	Agarra ou balança os braços	1
	Equilibrado	2
7. Olhos fechados (mesma posição do item 6)	Desequilibrado instável	0
	Equilibrado	1
8. Girando 360º	Passos descontínuos	0
	Passos contínuos	1
	Instável (desequilibrado)	0
	Estável (equilibrado)	1
9. Sentando	Inseguro (erra a distância, cai na cadeira)	0
	Usa os braços ou tem movimentação abrupta	1
	Seguro e com movimentação suave	2
Pontuação do equilíbrio		__/16

Marcha	Avaliação	Pontuação
O paciente de pé caminha pelo corredor ou pela sala no passo normal, depois volta com passos rápidos, mas com segurança (usando suporte habitual, tal como bengala ou andador)		
10. Início da marcha	Hesitação ou várias tentativas para iniciar	0
	Sem hesitação	1

(Quadro 5.4 – conclusão)

Marcha	Avaliação	Pontuação
11. Comprimento e altura dos passos	a) pé direito	
	Não ultrapassa o pé esquerdo	0
	Ultrapassa o pé esquerdo	1
	Não sai completamente do chão	0
	Sai completamente do chão	1
	b) pé esquerdo	
	Não ultrapassa o pé direito	0
	Ultrapassa o pé direito	1
	Não sai completamente do chão	0
	Sai completamente do chão	1
12. Simetria dos passos	Passos diferentes	0
	Passos semelhantes	1
13. Continuidade dos passos	Paradas ou passos descontínuos	0
	Passos contínuos	1
14. Direção	Desvio nítido	0
	Desvio leve ou moderado ou uso de apoio	1
	Linha reta sem apoio (bengala ou andador)	2
15. Tronco	Balanço grave ou uso de apoio	0
	Flexão dos joelhos ou dorso ou abertura dos braços enquanto anda	1
	Sem flexão, balanço, não usa os braços ou apoio	2
16. Distância dos tornozelos	Tornozelos separados	0
	Tornozelos quase se tocam enquanto anda	1
Pontuação da marcha		___/16
Pontuação total		___/28
Quanto menor a pontuação, maior o problema. Pontuação menor que 19 indica risco cinco vezes maior de queda.		

Fonte: Freitas; Costa; Galera, 2016, p. 293.

O importante, antes de aplicar qualquer bateria de testes, é estar familiarizado com estes, isto é, aplicar os procedimentos exatamente como descritos. É preciso aplicá-lo inúmeras vezes e reconhecer os pontos de difícil observação, elaborando estratégias de comunicação e observação e adaptando-se ao universo da pessoa avaliada.

Idosos de nível IV – Fisicamente independentes

A avaliação deve referir-se à capacidade funcional nos aspectos de força e resistência muscular, resistência cardiorrespiratória, flexibilidade, equilíbrio, tempo de reação, agilidade e coordenação orientados para o aprimoramento das AAVDs. Estas têm relação com todas as atividades recreativas e ocupacionais do idoso, abrangendo um leque muito grande de habilidades necessárias de difícil quantificação. Desse modo, deve ser mensurado o desempenho físico em diferentes situações. As baterias de testes encontradas na literatura que abrangem esse universo são muitas. Segundo Mazo, Lopes e Benedetti (2001), a mais utilizada no âmbito mundial é a desenvolvida pela American Alliance for Health, Physical Education, Recreation and Dance (AAHPERD). A bateria é composta de: composição corporal (massa corporal e estatura) e cinco testes motores, resistência aeróbica (habilidade de andar/caminhar), força e resistência de membros superiores e inferiores (duração: 30 segundos), flexibilidade de quadril, coordenação, agilidade e equilíbrio dinâmico.

As estratégias são as mesmas aplicadas para o nível III: estar familiarizado com a bateria de testes, aplicá-lo inúmeras vezes e reconhecer os pontos de difícil observação ou explicação do movimento para o idoso, elaborando-se estratégias de comunicação, exemplificação e observação e adaptando-se ao universo da pessoa avaliada.

Leia o conteúdo indicado a seguir para explorar cada teste e aprender como aplicá-los:

ANDREOTTI, R. A.; OKUMA, S. S. Validação de uma bateria de testes de atividades da vida diária para idosos fisicamente independentes. **Revista Paulista de Educação Física**, São Paulo, v. 13, n. 1, p. 46-66, jan./jun. 1999. Disponível em: <https://www.revistas.usp.br/rpef/article/viewFile/137759/133426>. Acesso em: 28 jun. 2018.

BENEDETTI, T. R. B.; MAZO, G. Z.; GONÇALVES, L. H. T. Bateria de testes da AAHPERD: adaptação para idosos institucionalizados. **Revista Brasileira de Cineantropometria e Desempenho Humano**, v. 16, n. 1, p. 1-14, 2014. Disponível em: <http://www.scielo.br/pdf/rbcdh/v16n1/pt_1980-0037-rbcdh-16-01-00001.pdf>. Acesso em: 28 jun. 2018.

KRUCHELSKI, S.; RAUCHBACH, R. (Org.). **Curitibativa**: gestão nas cidades voltada à promoção da atividade física, esporte, saúde e lazer – avaliação, prescrição e orientação de atividades físicas e recreativas, na promoção de saúde e hábitos saudáveis da população curitibana. Edição do autor. Curitiba: [s.n.], 2005.

■ Idosos do nível V – Fisicamente aptos

Esses idosos podem ser avaliados pelos testes anteriormente descritos para o nível IV, bem como por baterias que avaliam a aptidão física para saúde e desempenho. Segundo Spirduso (2005, p. 396), "a maioria dos idosos fisicamente condicionados poderia completar um teste de rotina de VO_2máx de esteira ou bicicleta ergométrica e todos poderiam completar testes regulares de força e resistência muscular, flexibilidade e agilidade". Os cuidados a serem observados referem-se ao fato de que há diferenças de aptidão em relação às da juventude para determinada capacidade física, por exemplo, a flexibilidade. Esta só tende a se intensificar no envelhecimento, portanto, ainda que um idoso aparente menos idade e demonstre de maneira geral uma ótima aptidão física, toda aplicação de teste deve ser criteriosa, evitando-se possíveis exageros por parte do avaliado.

▪ Idosos do nível VI – Atletas

Os idosos desse nível são considerados atletas, portanto devem ser avaliados quanto à aptidão física voltada ao esporte praticado. Os cuidados são os mesmos descritos para o nível V, diferindo em relação ao histórico pessoal de aptidão física.

Recomenda-se novamente que, ao aplicar uma bateria de testes de avaliação física em idosos em qualquer nível de funcionalidade, o profissional de educação física seja, de preferência, treinado nos protocolos utilizados ou que, ao menos, esteja familiarizado com os procedimentos e, se possível, seja supervisionado por colega treinado até obter segurança e experiência o suficiente para não expor o aluno avaliado a riscos de lesões ou acidentes. A prioridade dos testes sempre será a segurança do idoso.

De acordo com Mazo, Lopes e Benedetti (2001), além da avaliação física e funcional do idoso, é importante realizar a avaliação do nível de atividade física dessa população, pois a literatura especializada vem indicando que a prática da atividade física em todas as idades está associada à melhoria dos indicadores de saúde e qualidade de vida. Para tanto, a literatura aponta alguns questionários utilizados internacionalmente, validados e traduzidos para o português. São eles: *Modified Baecke Questionnaire for Older Adults* (Questionário Baecke Modificado para Idosos) e *International Physical Activity Questionnaire* – IPAC (Questionário Internacional de Atividade Física) com versão para a população idosa. Convém lembrar que esses questionários foram construídos para uma população culturalmente diferente; mesmo sendo validados e traduzidos para o português, existem situações que não são vivenciadas da mesma maneira pelos idosos brasileiros.

Rauchbach e Wendling (2009) apresentam em sua pesquisa a construção e a evolução de um instrumento que avalia o nível de atividade física de idosos (Inafi – Curitibativa), cuja característica é ter sido construído para a população idosa brasileira. O Inafi é um recordatório das atividades realizadas nos últimos sete dias da semana, dividido em três domínios: prática de atividades ou exercícios orientados, atividades domésticas ou de trabalho e atividades sociais ou de lazer. Compõe-se de campos em que é anotada a frequência semanal da atividade e o tempo gasto por sessão. A versão mais atualizada e não publicada do instrumento consta no **Anexo**.

5.3 Prescrição de exercícios

Segundo Raso (2007, p. 103), "os exercícios devem ser ajustados de acordo com o nível de capacidade funcional de cada indivíduo [...]. Seguir uma rotina semanal que inclua exercícios aeróbicos, de equilíbrio, flexibilidade e exercícios com pesos. Isso permite incrementar o estilo de vida fisicamente ativo". Na sequência, apresentamos as atividades mais indicadas para cada nível de envelhecimento.

- **Nível I – Incapacidade física**: pela condição do idoso, geralmente acamado, as atividades propostas para melhora das capacidades funcionais são exercícios para membros inferiores e superiores, exercícios passivos de amplitude articular e fortalecimento muscular (atividades que têm como base AVDs, exercícios de respiração e relaxamento). Geralmente, essas atividades são de competência do fisioterapeuta. Na falta desse profissional, o professor de educação física capacitado para trabalhar na área hospitalar deve desenvolver as atividades. As atividades recreativas com música, que façam a frequência cardíaca aumentar a níveis confortáveis, são muito importantes para a melhora geral da saúde (Raso, 2007; Rauchbach, 2001).

- **Nível II – Fisicamente dependente**: considerando-se que a reserva física desse idoso é muito baixa, o ambiente para a prática dos exercícios deve oferecer opções para descanso, podendo ser a própria cama, uma cadeira ou um banco. Os exercícios podem ser orientados com o idoso sentado em uma cadeira e são compostos de movimentos que induzem a amplitude articular e a força de membros inferiores e superiores. Outros exercícios que simulem as AVDs (transportar pequenos pesos, colocar objetos em diferentes planos, vestir um casaco etc.) ou estimulem a coordenação fina (pegar pequenos objetos e colocar em algum recipiente, dobrar uma folha de papel) podem ser trabalhados. A caminhada pode ser executada com ou sem apoio, sendo que a música é um recurso muito importante para dar ritmo e cadência aos passos. Os exercícios de respiração e relaxamento são fundamentais nas contrações crônicas da musculatura (postura de estar segurando uma dor). No contexto das Instituições de Longa Permanência (ILP), as atividades recreativas melhoram os sintomas de depressão, promovem um estado de alegria, reduzem a agressividade e estimulam a interação entre idosos, visitantes e funcionários (Rauchbach, 2016; Lucca; Rabelo, 2011; Raso, 2007; Geis, 2003; Rauchbach, 2001).
- **Nível III – Fisicamente frágil**: os exercícios devem levar em conta as AVDs e as AIVDs que necessitam ser aprimoradas. Eles podem ser executados com o idoso sentado em uma cadeira. O aumento da força para membros inferiores e superiores é fundamental para dar condições de uma vida independente e com autonomia. A amplitude articular com incremento da flexibilidade vai capacitar para a melhoria das AVDs e AIVDs, assim como o fazem os exercícios de

equilíbrio e coordenação. Respiração, relaxamento e soltura (chacoalhar) servem para devolver a relação do idoso com seu corpo, sem dor. Todos esses exercícios podem ser executados no meio líquido (Rauchbach, 2016; Raso, 2007; Geis, 2003; Manidi; Michel, 2001; Rauchbach, 2001).

- **Nível IV – Fisicamente independente**: as atividades indicadas ganham volume a partir desse nível. Os exercícios para aumentar a capacidade aeróbica podem ser feitos em cadeira (dança sênior), pista de caminhada (caminhada), piscina (natação ou hidroginástica) ou sala de ginástica (jogos de movimento ou dança). Força, flexibilidade, equilíbrio, coordenação e outras valências físicas ganham destaque no incremento do condicionamento. Atividades específicas, como circuitos, exercícios com pesos, recreação, *tai chi chuan*, ioga, alongamento, entre outras, devem ser intercaladas com as atividades aeróbicas, as quais precisam ser de baixo impacto (Raso, 2007; Geis, 2003; Manidi; Michel, 2001; Rauchbach, 2001; Sova, 1998).

- **Nível V – Fisicamente apto**: os exercícios aeróbicos podem ser incrementados com um trote leve ou mesmo com a corrida, o que vai determinar a decisão é a preferência do idoso e os resultados obtidos na avaliação. Natação, hidroginástica, exercícios com peso e treinamentos em circuito ganham volume e intensidade. O leque de escolha das atividades recreativas é maior, podendo incluir esportes e jogos, adaptados ou não. Exercícios de alongamento e relaxamento devem integrar os demais programas. A ioga e o *tai chi chuan* são sempre incentivados (Raso, 2007; Rauchbach, 2001).

- **Nível VI – Elite física**: incluem-se todas as atividades do nível anterior acrescidas dos treinamentos específicos da modalidade em que o idoso compete.

5.4 Interdisciplinaridade na atuação

A atuação do profissional de educação física, principalmente em se tratando de idosos mais fragilizados, deveria ocorrer de forma interdisciplinar, em conjunto com os demais profissionais da equipe de saúde e de outras áreas. Mas o que é o trabalho interdisciplinar? Qual é a diferença entre interdisciplinaridade e multidisciplinaridade?

Com relação às questões do envelhecimento, não é possível separar o que pertence ao corpo biológico do que acontece na sociedade em que esse idoso está inserido. Podemos pensar como exemplo em um idoso que sobrevive com um salário mínimo e precisa usar os serviços públicos de saúde, ação social, cultura, esporte, entre outros, ou seja, que depende de uma ação política, seja municipal, seja estadual, que depende do fator econômico. De acordo com Doll et al. (2016), a multidimensionalidade das questões do envelhecimento abrange todos os campos da civilização.

Papaléo Netto (2011, citado por Doll et al., 2016, p. 228) aponta que há "a recomendação da Organização Pan Americana de Saúde (OPAS) de que a promoção da saúde do idoso deve estar a cargo de uma equipe multiprofissional trabalhando de modo interdisciplinar, em que todas as atividades incluam atuações articuladas dos campos: biológico, psicossocial, político e legal".

Colocando-se em prática essa recomendação, a atenção ao idoso, principalmente no campo da saúde, envolve profissionais de diferentes áreas, que formam equipes multiprofissionais (médico, enfermeiro, fisioterapeuta, odontólogo, entre outros), somadas aos assistentes sociais, aos profissionais do ramo da educação, a outros do meio ambiente, das engenharias etc. Cada profissional tem o conhecimento teórico e prático de sua área. Na dinâmica da equipe, "devem articular-se em condições de competência, sensibilidade e dedicação, a fim de garantir a humanização das ações direcionadas ao idoso" (Papaléo Netto, 2011, citado por Doll et al., 2016, p. 228).

Mas voltamos à pergunta: Qual é a diferença entre interdisciplinaridade e multidisciplinaridade?

A multidisciplinaridade faz referência a várias áreas do conhecimento (disciplinas, quando pensamos no conhecimento adquirido: biologia, sociologia, psicologia, pedagogia etc.) ou a diferentes profissionais que dominam essas áreas do conhecimento: médicos, enfermeiros, nutricionistas (biológica), sociólogos, assistentes sociais (sociológica), psicólogos e terapeutas (psicológica), professores (pedagógica). Uma equipe multidisciplinar conta com vários profissionais que atuam com o idoso, mas nem sempre com a preocupação de integrar as ações de todos, isto é, de forma interdisciplinar.

Figura 5.1 Multidisciplinaridade no atendimento ao idoso

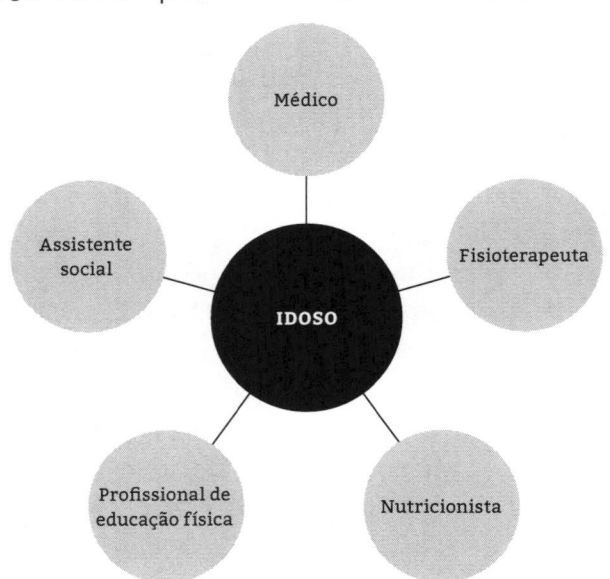

A interdisciplinaridade consiste na inter-relação entre as disciplinas ou as áreas do conhecimento. Na prática, os diferentes profissionais se reúnem para pensar quais são as necessidades do idoso e para planejar como cada um vai atuar em sua área específica em prol do atendimento às necessidades desse idoso. Por exemplo, o idoso pode frequentar grupos de hipertensos em uma unidade básica de saúde e fazer atividade física em um centro de esportes. É fundamental para o professor de educação física estar presente nas reuniões dos grupos ou manter contato com a equipe de saúde para trocar informações em benefício do idoso.

Figura 5.2 Interdisciplinaridade no atendimento ao idoso

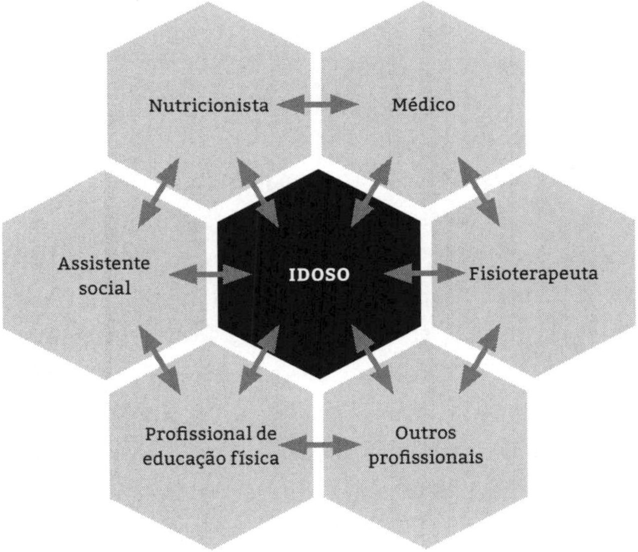

Como esclarecem Doll et al. (2016, p. 229), "Interdisciplinaridade é integração dos saberes, das ideias, dos conceitos [...] conjugação de procedimentos, de práticas, de métodos, enfim, de ação no tratamento, no acompanhamento, no cuidado do idoso, ou no decorrer do processo de envelhecimento".

5.5 Didática para idosos

Existem variados campos de trabalho com a população idosa, desde treinamento personalizado até orientação em grupos ou atendimento a idosos institucionalizados. Porém, há "especificidades no atendimento pedagógico ao idoso que se difere da criança, do jovem e do adulto" (Oliveira; Toschi, 2015, p. 15). Para facilitar a compreensão dessas especificidades, podemos dividir a metodologia do trabalho com idosos em características extrínsecas ou aprendidas e características intrínsecas ou de personalidade. Ou seja, mais do que o conhecimento adquirido sobre envelhecimento na área da educação física, o trabalho com idosos requer habilidades que vão além da formação técnica que o estudo pode prover, pois tem relação com traços de personalidade e conduta pessoal. "As características de personalidade dos coordenadores atuam como fatores facilitadores ou restritores de suas ações, mesmo quando há um preparo relativo às questões da terceira idade" (Possamai, 2014, p. 38).

Assim, as características extrínsecas envolvem os procedimentos de preparo do ambiente, a escolha dos materiais, a divisão da aula, os objetivos, a escolha de exercícios, o desenvolvimento da progressão pedagógica e das opções de movimento, a análise de riscos e cuidados a serem observados, entre outros aspectos que o profissional pode aprender ou criar. As características intrínsecas, no entanto, não podem ser aprendidas sem a predisposição natural e/ou um processo de amadurecimento próprio, pois sugerem como o profissional deve ser.

5.5.1 Características extrínsecas

■ **Preparo do ambiente e do aluno**

Atividades para idosos podem ser realizadas em diferentes ambientes, sendo preferível a participação em atividades estruturadas em grupo sob a orientação profissional à execução de exercícios livres nos equipamentos públicos para idosos em parques ou praças (Silva, J. F. et al., 2016). Independentemente do local escolhido para a prática, é necessário observar alguns fatores para assegurar a participação com a redução de riscos e agravos de saúde:

- fatores estruturais (ter piso antiderrapante, barras de apoio e banheiros);
- fatores organizacionais (manter um bebedouro no local, ventiladores, cadeiras, não deixar material pelo chão);
- fatores ambientais (estar pronto para cancelar a aula em dias muito quentes, muito frios ou chuvosos);
- fatores pessoais do aluno (usar roupas e calçados adequados, conferir se os medicamentos foram tomados, principalmente para diabéticos, hipertensos e idosos com doenças pulmonares obstrutivas crônicas).

Com relação aos calçados, "o envelhecimento pode apresentar, também, distúrbios associados aos intersistemas, como, por exemplo, a presença de calosidades nos pés e deformidades nas falanges e unhas" (Dantas; Santos, 2017, p. 25). Assim, é comum que o aluno idoso compareça às aulas de sandálias e chinelos, que podem ser inadequados à prática. Os alunos devem ser orientados a utilizar solados antiderrapantes e, na impossibilidade de usar um tênis, preferir as sandálias aos chinelos, pois estes podem escapar dos pés durante a prática, provocando uma queda.

Alguns idosos podem se sentir pouco à vontade para executar alongamentos ou atividades de dança em áreas externas ou na frente de pessoas estranhas ao grupo. Quando houver algum tipo de apresentação ou aula em local diferente do habitual, ao explicar a atividade, é importante que os alunos possam escolher livremente se querem ou não participar.

Escolha dos materiais

A presença de deformidades nas mãos pode tornar difícil segurar, lançar ou recuperar objetos ou realizar movimentos de coordenação fina. É preciso trabalhar a flexibilidade e a força dos pequenos músculos e a mobilidade articular distal de punhos, mãos e dedos, por meio de exercícios de coordenação, alongamento, mobilidade e força com bolas e outros materiais de diferentes tamanhos. A textura deve ser observada ao se trabalhar com bolas, pois materiais muito lisos podem escapar facilmente da mão, resultando em frustração durante o exercício. Exercícios de desenhar, pintar, montar ou empilhar peças podem ajudar a recuperar a coordenação e a força dos dedos. Exercícios como esses podem ser incorporados em estações de rodízio, por exemplo, alternando com exercícios convencionais.

Materiais que causem atrito com a pele idosa devem ser evitados, como no caso de amarrar barbantes nos pulsos ou tornozelos ou de realizar exercícios com elásticos em que o material desliza sobre a pele.

Divisão da aula

A distribuição das fases da aula será examinada mais adiante, de acordo com a modalidade praticada. Porém, há algumas características didáticas em comum que devem ser observadas, como a necessidade de reservar algum tempo na programação da aula para que os alunos conversem e interajam entre si e com o professor. Nesse momento, o idoso estará trocando experiências, desabafando seus problemas, fazendo planos de passeios, enfim, criando laços sociais. Isso é muito importante para idosos que moram sozinhos ou que não têm abertura ou atenção suficiente de seus familiares. Normalmente, dispensam-se 5 a 10 minutos antes da aula para essa interação.

Outro momento interessante da aula para idosos são exercícios em duplas ou grupos que estimulem a cooperação e a afetividade entre os alunos.

▪ Escolha de conteúdo

É cada vez maior o número de idosos que cuidam de idosos dependentes fisicamente. Também é cada vez maior o número de idosos que precisam continuar trabalhando para completar o valor da aposentadoria. Outros cuidam integralmente de netos pequenos, pois os filhos precisam trabalhar o dia todo. Além de criar desafios e diversificar as atividades propostas, é importante contabilizar a carga física e emocional da história de vida no planejamento de exercícios físicos. É preciso "contemplar as premissas da experiência, das necessidades e dos interesses. Dessa forma, o idoso poderá perceber a organização sistêmica do processo e o valor de sua participação" (Sales et al., 2007, p. 25). Além disso, "destaca-se a importância de inserir o idoso enquanto coautor no processo de elaboração dos programas de exercícios físicos, sugerindo, planejando e executando ações" (Castro; Lima; Duarte, 2016, p. 288).

Ao mesmo tempo, o espaço para o exercício físico não precisa restringir-se à prática física, quando são inseridas atividades como palestras educativas interdisciplinares ou temáticas específicas na programação das aulas. Pode ser um local que propicia ao idoso melhora da autonomia ao oferecer informações acerca de saúde e cidadania e promover a educação continuada (Martins, 2004).

▪ Progressão pedagógica

O planejamento da aula deve ser realizado com base no perfil médio da turma, para que os alunos mais comprometidos possam participar de todas as atividades. É aconselhável organizar as atividades em progressão pedagógica a partir do mais fácil para níveis mais complexos, estimulando-se aqueles que podem se exercitar mais tentando exercícios mais exigentes. No entanto, recomendamos atenção para orientar aqueles com limitações, a fim de que não tentem fazer exercícios muito acima de sua capacidade.

▪ Opções de movimentos

É comum adaptar exercícios mediante o uso de cadeiras, apoios ou travesseiros para alguns indivíduos. O importante é não marginalizar – todos os indivíduos da turma devem ser capazes de executar os exercícios de alguma forma. Alguns idosos não podem permanecer em pé por muito tempo, outros não deitam no chão porque não levantam depois, outros ficam tontos quando deitados, alguns não têm visão suficiente para seguir uma bola, por exemplo. A regra é adaptar e integrar.

▪ Análise de riscos

O profissional que trabalha com exercícios físicos para idosos precisa conhecer as condições de saúde de seus alunos a fim de "auxiliar no processo decisório e facilitar a atenção individualizada, mesmo que a aula se dê em grupos" (Silva et al., 2014, p. 81). Isto é, em uma turma de idosos, é preciso prever quais exercícios poderão ser mais desafiadores para os alunos mais comprometidos, aumentando-se o nível de atenção e cuidado com essas pessoas.

O momento da atividade física é de autocuidado e também de válvula de escape. Se um aluno normalmente expansivo chega para a aula muito quieto, é recomendável chamá-lo após a atividade e ouvi-lo. O professor pode ser a única pessoa a quem o aluno idoso vai confiar suas aflições.

Muitos alunos idosos acham que podem mais do que realmente suas capacidades físicas permitem. É altamente recomendável adotar uma postura de observação e diálogo durante a aula, atentando-se para sinais de esforço intenso, como tremores, rubor excessivo, dificuldades respiratórias, palidez ou cianose (cor azulada da pele das mãos ou em torno da boca), ou para as situações em que o grupo estiver muito quieto. O diálogo ao longo da aula permite avaliar como os alunos estão se sentindo, qual é a dificuldade da aula e se é necessário alterar o planejamento.

Aconselhamos manter um canal de conversa aberto para que todos se sintam à vontade para expor suas impressões ou dificuldades. "O estilo comunicativo influencia os desfechos da atenção dispensada aos idosos, motivo pelo qual devem ser privilegiados o uso de estratégias facilitadoras, a empatia e o uso de métodos e técnicas capazes de maximizar a sensibilidade na comunicação" (Delfino; Meira, 2016, p. 2331).

Linguagem

A orientação verbal e a linguagem corporal do profissional de educação física gerontológica devem ser utilizadas de forma a permitir que mesmo idosos com déficits auditivos, visuais ou cognitivos compreendam eficazmente o comando realizado. Para tanto, suas habilidades de comunicação devem ser reforçadas (Delfino; Meira, 2016). Com relação ao comando verbal, é importante considerar que

> *a linguagem utilizada pelo professor de Educação Física em suas aulas deve ser didática e situar-se entre a linguagem familiar, cotidiana, e formal, gramaticalmente correta, simples, clara, adequada à classe social e também ao nível de escolaridade dos indivíduos da terceira idade, sem que seja necessário infantilizar a linguagem para idosos analfabetos ou com baixa escolaridade.* (Falsarella; Salve, 2007, p. 63)

Além disso, é fundamental respeitar a cultura e o conhecimento dos idosos, compartilhando com eles os objetivos da aula e ponderando sobre suas sugestões:

- explicar o que será feito antes de realizar o exercício;
- repetir a explicação quantas vezes for necessário para a compreensão de todos;

- sugerir as regras em vez de impor;
- identificar e elogiar os caminhos que cada um escolheu, valorizando a experiência;
- aguardar que todos vivenciem ou completem a tarefa proposta.

Correção

Da mesma forma que se valorizam a cultura e o conhecimento na comunicação com o aluno idoso, as estratégias para orientar a execução correta dos exercícios também devem considerar as experiências motoras e os esquemas corporais que se tornam aparentes nos movimentos do idoso. Assim, o ideal é incentivá-lo a executar os movimentos sugeridos de acordo com o que é possível realizar naquele momento ou a tentar executá-los da forma mais próxima em relação ao exemplo proposto. É comum que as tarefas fáceis possam ser difíceis num dia em que o aluno acorde com as articulações inflamadas ou outra limitação temporária.

Quanto à correção de movimentos, é importante também:

- inibir colegas que corrijam outros que estão realizando o exercício "incorretamente", estimulando-se o respeito ao tempo que cada um tem para atingir o objetivo e o olhar para si, em vez de cuidar do outro;
- evitar tocar o aluno para "consertar" a postura desalinhada, mas ter o olhar atento para corrigi-lo com palavras ou figuras associativas que o auxiliem a se perceber e executar o movimento de forma mais apropriada;
- não identificar erros, considerando-se que, quando se precisa corrigir alguém, o correto é tentar primeiro corrigir em geral, reforçando-se o comando técnico para a turma toda. Se isso não adiantar, então é possível aproximar-se do aluno e falar com ele discretamente. Muitas pessoas se sentem expostas, incapazes ou ofendidas quando entendem que o professor as corrigiu na frente do grupo.

Música

Com relação ao recurso da música em aulas para idosos, existem algumas particularidades. Destacamos o ritmo e a musicalidade como conteúdos a serem desenvolvidos e o fato de que "o uso adequado do som nas aulas é de fundamental importância para o controle da atividade por parte do professor" (Safons et al., 2016, p. 2231). Nesse sentido, podemos afirmar que:

- O volume da música deve permitir aos alunos ouvir claramente a voz do professor. Para dar comandos, pode ser necessário reduzir o volume, juntar os alunos, explicar, depois reajustar a altura do som. Sugerimos perguntar aos alunos se o volume está confortável.

- Se o objetivo for trabalhar a cadência musical (ritmo), sem interferência na interpretação melódica, deve-se ter cautela e não utilizar velocidades acima de 140 batimentos por minuto (bpm), pois, segundo Tame (1984, citado por Bertuol; Raimundo; Santos, 2013, p. 7), o corpo humano é profundamente afetado pela natureza da música e por seu ritmo, o que leva a uma variação da pulsação e da frequência respiratória. Corroborando essa afirmação, também há o estudo de Miranda e Godeli (2002, citados por Bertuol; Raimundo; Santos, 2013), o qual apontou que, para 69% dos idosos, o que mais influenciou na atividade física foi o ritmo da música. Considerando-se que o trabalho aeróbico com idosos não deve ultrapassar 60% a 80% da frequência cardíaca máxima (Rauchbach, 2016), é preciso observar que os 140 bpm da música elevarão os limites da frequência cardíaca a patamares superiores aos indicados.

- Caso se utilize a música para dança e autoexpressão, é necessário incentivar o idoso a reconhecer o próprio ritmo, escolhendo músicas que destaquem claramente compasso, divisão e melodia, "dando a oportunidade do

idoso acompanhar o que melhor se adaptar às suas condições fisiológicas" (Rauchbach, 2001, p. 64).
- Músicas nacionais permitem que o idoso compreenda a mensagem; portanto, devem-se evitar letras ofensivas ou deprimentes (que possam trazer lembranças ruins, saudosas ou tristes). É recomendável escolher letras e músicas conhecidas que remetam a aspectos positivos da vida e que possibilitem que o idoso cante junto, se desejar.
- Músicas regionais ou folclóricas trazem a sensação de pertencimento, relacionando o idoso com suas raízes culturais.
- A musicalidade também pode ser trabalhada em atividades rítmicas, como bater palmas, bater os pés no chão ou marcar tempos com bastão, enquanto cantam ou realizam movimentos.

5.5.2 Características intrínsecas

Para a efetividade do trabalho, é significativamente importante a reflexão do profissional sobre as próprias ideias acerca da velhice, suas crenças quanto ao envelhecimento e suas atitudes em relação ao público idoso (Gerez et al., 2007; Delfino; Meira, 2016). O professor de educação física gerontológica deve acreditar nas potencialidades do idoso, respeitar sua bagagem cultural e ser capaz de perceber suas reais necessidades. "Isso não significa negar as suas limitações, mas reforçar o que o sujeito possui como qualidades e o que pode ser desenvolvido, levando-se em conta suas necessidades individuais e o respeito pelas suas escolhas" (Gerez et al., 2007, p. 227).

São também importantes características pessoais que favoreçam a aceitação pelos idosos e a adesão deles ao programa de exercícios. Alguns traços de personalidade desejáveis no profissional que conduz o grupo, baseados na opinião de idosos participantes de programas de ginástica, foram apresentados por Possamai (2014) e por Silva (2004):

- paciência;
- criatividade;
- responsabilidade;
- atenção ou disponibilidade para escutar;
- alegria em trabalhar com essa faixa etária;
- respeito;
- dedicação;
- afeto;
- carinho;
- consideração;
- solidariedade;
- ser acessível;
- ser prestativo.

Podemos acrescentar que são mais adequados professores com boa capacidade de empatia e flexibilidade para adaptar-se.

A relação entre professor e aluno é um importante fator motivacional entre idosos que praticam atividade física, destacando-se a linguagem para explicar os movimentos, a abertura para conversar sobre assuntos pessoais e o fato de as aulas serem agradáveis (Reis et al., 2016). Entretanto, não se deve confundir o vínculo profissional a ponto de interferir na vida pessoal do aluno. Alunas de terceira idade tendem a "adotar" o professor, desenvolvendo com o tempo laços afetivos profundos com esse profissional. Promover essa relação não é adequado, pois gera uma expectativa de cuidado que pode tornar a situação constrangedora e de sofrimento – por exemplo, se a aluna desenvolver algum tipo de dependência e esperar que o professor se torne responsável por ela ou se o profissional interromper sua participação no grupo.

O profissional que considera esse cuidado e essas características listadas anteriormente está apto a desenvolver um ambiente acolhedor em que todos "se sintam aceitos, capazes, compreendidos e respeitados em seus diferentes estilos de ser e conviver" (Blessmann; Gonçalves, 2015, p. 26).

▌▌▌ *Síntese*

Nível de funcionalidade e prescrição de exercícios – resumo

Nível	Característica	Teste	Exercício
I	Incapacidade física. AVD – Não executa, depende totalmente auxílio.	AVD	Força, flexibilidade e equilíbrio orientados para aprimoramento das AVDs
II	Fisicamente dependente. AVD – Não executa, necessita de cuidado domiciliar ou institucional.	AVD	Força, flexibilidade e equilíbrio orientados para aprimoramento das AVDs
III	Fisicamente frágil. AVD – Executa todas. AIVD – Algumas.	AVD e AIVD	Força, flexibilidade e equilíbrio orientados para aprimoramento das AVDs e das AIVDs
IV	Fisicamente independente. AVD e AIVD – Executa todas. Executa atividade física de leve intensidade (caminhada, dança, dirigir), mas não adere aos programas de atividade física sistemática. Tem baixa reserva funcional e, na presença de algum episódio de risco à saúde, pode vir a migrar ao nível anterior.	AAVD e aptidão física para a saúde e o desempenho	Força e resistência muscular, resistência cardiorrespiratória, flexibilidade, equilíbrio, tempo de reação, agilidade e coordenação orientados para o aprimoramento das AAVDs

(continua)

(Quadro 5.5 – conclusão)

Nível	Característica	Teste	Exercício
V	Fisicamente apto. AAVD – Executa todas. Executa exercícios e esportes de intensidade moderada. Tem aparência física mais jovem que seus pares da mesma idade.	Aptidão física para a saúde e o desempenho	Força e resistência muscular, resistência cardiorrespiratória, flexibilidade, equilíbrio, tempo de reação, agilidade e coordenação orientados para o aprimoramento das AAVDs
VI	Elite física. Executa exercícios de alta intensidade e risco elevado. Tem condições de participar de esportes competitivos em nível internacional.	Aptidão física voltada para o desempenho	Força e resistência muscular, resistência cardiorrespiratória, flexibilidade, equilíbrio, tempo de reação, agilidade e coordenação orientados para o aprimoramento das AAVDs, bem como treinamento específico do esporte

Fonte: Raso, 2007, p. 34.

Atividades de autoavaliação

Considere o idoso da história a seguir em todos os detalhes descritos.

Manuela tem 68 anos de idade. É disposta e falante, mas apresenta uma atitude tensa (ombros levantados, dentes serrados). Queixa-se de dores no pescoço e dores de cabeça constantes. Em seu histórico, tem dois partos naturais e um início de artrose na coluna cervical. Não faz uso de medicamentos, e a pressão arterial é controlada com dieta alimentar. Sua aparência física mostra jovialidade e idade menor do que realmente tem. Trabalha como consultora e, no tempo livre, é voluntária em uma casa que atende crianças em situação de risco. Tem plano de saúde particular e está consciente da necessidade da prática de atividade física. Já fez musculação, mas agora está se inscrevendo para fazer alongamentos e diz que vai aderir às aulas de danças ofertadas na academia. Manuela tem uma irmã, chamada Madalena, com idade de 70 anos, que, em razão de um acidente vascular cerebral (derrame), ficou com um dos lados do corpo muito comprometido e com dificuldade na fala, necessitando da ajuda de uma cuidadora para algumas AVDs, como tomar banho, pentear os cabelos e cortar as unhas. Para as AIVDs, precisa dos serviços de uma empregada, para fazer o almoço e a limpeza da casa. Durante a semana, divide seu tempo entre fisioterapia, fonoaudiologia e terapia ocupacional. Em alguns dias, Manuela se sente incapaz diante das dificuldades da irmã. Ela gostaria de fazer algo, mas sabe que tudo que é possível já está sendo feito para a melhora da qualidade de vida de Madalena.

Manuela já foi sua aluna na musculação e agora retornou à academia para se inscrever no alongamento e na dança. Com base nessas informações, responda às questões a seguir.

1. Qual é o nível de envelhecimento de Manuela? Quais seriam os protocolos de avaliação aplicáveis a esse nível de envelhecimento? E que tipo de exercícios seria recomendado?

    a) Nível II; AVD; força, flexibilidade e equilíbrio orientados para aprimoramento das AVDs.

    b) Nível III; AVD; instrumentais de AIVD; força, flexibilidade e equilíbrio orientados para aprimoramento das AVDs e das AIVDs.

    c) Nível IV; AAVD e aptidão física para saúde e desempenho; força e resistência muscular, resistência cardiorrespiratória, flexibilidade, equilíbrio, tempo de reação, agilidade e coordenação orientados para o aprimoramento das AAVDs.

d) Nível V; aptidão física para saúde e desempenho; força e resistência muscular, resistência cardiorrespiratória, flexibilidade, equilíbrio, tempo de reação, agilidade e coordenação orientados para o aprimoramento das AAVDs.

e) Nível VI; aptidão física voltada para o desempenho; força e resistência muscular, resistência cardiorrespiratória, flexibilidade, equilíbrio, tempo de reação, agilidade e coordenação orientados para o aprimoramento das AAVDs.

2. Qual é o nível de envelhecimento de Madalena? Quais seriam os protocolos de avaliação aplicáveis a esse nível de envelhecimento? E que tipo de exercícios seria recomendado?

a) Nível II; AVD; força, flexibilidade e equilíbrio orientados para aprimoramento das AVDs.

b) Nível III; AVD; instrumentais de AIVD; força, flexibilidade e equilíbrio orientados para aprimoramento das AVDs e das AIVDs.

c) Nível IV; AAVD e aptidão física para saúde e desempenho; força e resistência muscular, resistência cardiorrespiratória, flexibilidade, equilíbrio, tempo de reação, agilidade e coordenação orientados para o aprimoramento das AAVDs.

d) Nível V; aptidão física para saúde e desempenho; força e resistência muscular, resistência cardiorrespiratória, flexibilidade, equilíbrio, tempo de reação, agilidade e coordenação orientados para o aprimoramento das AAVDs.

e) Nível VI; aptidão física voltada para o desempenho; força e resistência muscular, resistência cardiorrespiratória, flexibilidade, equilíbrio, tempo de reação, agilidade e coordenação orientados para o aprimoramento das AAVDs.

3. Agora, vamos relembrar o caso descrito no Capítulo 3. Releia a história de Dona Maria (78 anos) e, depois, responda: Qual é o nível de envelhecimento de Dona Maria? Quais seriam os protocolos de avaliação aplicáveis a esse nível de envelhecimento? E que tipo de exercícios seria recomendado?

   a) Nível II; AVD; força, flexibilidade e equilíbrio orientados para aprimoramento das AVDs.
   b) Nível III; AVD; instrumentais de AIVD; força, flexibilidade e equilíbrio orientados para aprimoramento das AVDs e das AIVDs.
   c) Nível IV; AAVD e aptidão física para saúde e desempenho; força e resistência muscular, resistência cardiorrespiratória, flexibilidade, equilíbrio, tempo de reação, agilidade e coordenação orientados para o aprimoramento das AAVDs.
   d) Nível V; aptidão física para saúde e desempenho; força e resistência muscular, resistência cardiorrespiratória, flexibilidade, equilíbrio, tempo de reação, agilidade e coordenação orientados para o aprimoramento das AAVDs.
   e) Nível VI; aptidão física voltada para o desempenho; força e resistência muscular, resistência cardiorrespiratória, flexibilidade, equilíbrio, tempo de reação, agilidade e coordenação orientados para o aprimoramento das AAVDs.

4. Agora, vamos relembrar o estudo de caso apresentado no Capítulo 4. Releia a história de Antônio (71 anos) e, depois, responda: Qual é o nível de envelhecimento de Antônio? Quais seriam os protocolos de avaliação aplicáveis a esse nível de envelhecimento? E que tipo de exercícios seria recomendado?

   a) Nível II; AVD; força, flexibilidade e equilíbrio orientados para aprimoramento das AVDs.
   b) Nível III; AVD; instrumentais de AIVD; força, flexibilidade e equilíbrio orientados para aprimoramento das AVDs e das AIVDs.

c) Nível IV; AAVD e aptidão física para saúde e desempenho; força e resistência muscular, resistência cardiorrespiratória, flexibilidade, equilíbrio, tempo de reação, agilidade e coordenação orientados para o aprimoramento das AAVDs.

d) Nível V; aptidão física para saúde e desempenho; força e resistência muscular, resistência cardiorrespiratória, flexibilidade, equilíbrio, tempo de reação, agilidade e coordenação orientados para o aprimoramento das AAVDs.

e) Nível VI; aptidão física voltada para o desempenho; força e resistência muscular, resistência cardiorrespiratória, flexibilidade, equilíbrio, tempo de reação, agilidade e coordenação orientados para o aprimoramento das AAVDs.

5. Ainda considerando o estudo de caso do Capítulo 4, responda: Qual é o nível de envelhecimento do cunhado do senhor Antônio? Quais seriam os protocolos de avaliação aplicáveis a esse nível de envelhecimento? E que tipo de exercícios seria recomendado?

a) Nível II; AVD; força, flexibilidade e equilíbrio orientados para aprimoramento das AVDs.

b) Nível III; AVD; instrumentais de AIVD; força, flexibilidade e equilíbrio orientados para aprimoramento das AVDs e das AIVDs.

c) Nível IV; AAVD e aptidão física para saúde e desempenho; força e resistência muscular, resistência cardiorrespiratória, flexibilidade, equilíbrio, tempo de reação, agilidade e coordenação orientados para o aprimoramento das AAVDs.

d) Nível V; aptidão física para saúde e desempenho; força e resistência muscular, resistência cardiorrespiratória, flexibilidade, equilíbrio, tempo de reação, agilidade e coordenação orientados para o aprimoramento das AAVDs.

e) Nível VI; aptidão física voltada para o desempenho; força e resistência muscular, resistência cardiorrespiratória, flexibilidade, equilíbrio, tempo de reação, agilidade e coordenação orientados para o aprimoramento das AAVDs.

■ Atividades de aprendizagem

Questões para reflexão

1. Relembre a história de Madalena (70 anos), irmã de Manuela: em razão de um acidente vascular cerebral (derrame), ficou com um dos lados do corpo muito comprometido e com dificuldade na fala, necessitando da ajuda de uma cuidadora para algumas AVDs, como tomar banho, pentear os cabelos e cortar as unhas. Para as AIVDs, precisa dos serviços de uma empregada, para fazer o almoço e a limpeza da casa. Durante a semana, divide seu tempo entre fisioterapia, fonoaudiologia e terapia ocupacional.

    Proposta 1: Conte essa mesma história descrevendo a atuação dos profissionais em uma equipe multidisciplinar e indicando as possíveis dificuldades de Madalena com esse tipo de abordagem.

    Proposta 2: Conte essa mesma história descrevendo a atuação dos profissionais em uma equipe interdisciplinar e indicando as possíveis dificuldades de Madalena com esse tipo de abordagem.

Atividade aplicada: prática

1. Vá até um local onde são realizadas atividades físicas para qualquer idade. Faça anotações sobre a didática empregada pelo profissional responsável. Anote os pontos positivos e possíveis pontos a serem melhorados.

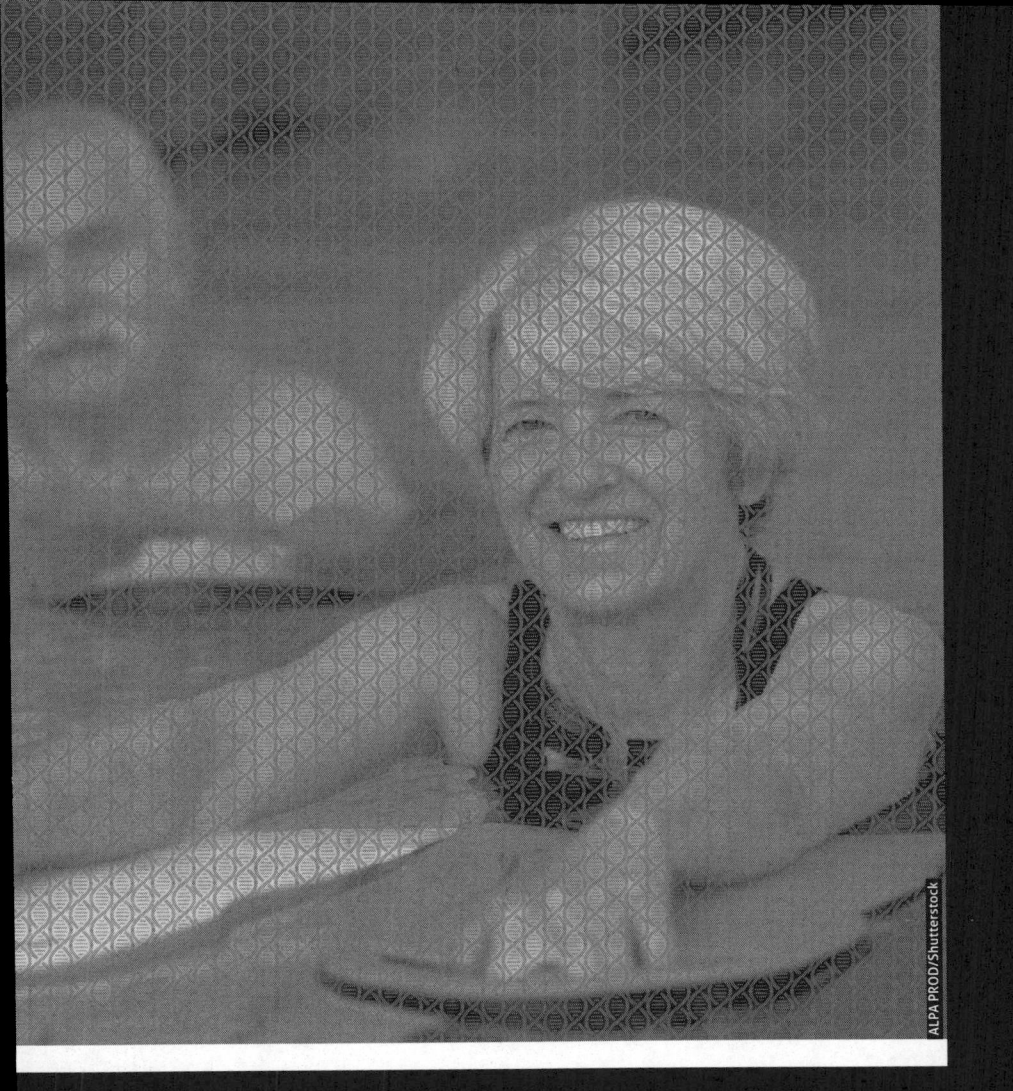

Capítulo 6

Sugestão de atividades

Neste capítulo, descreveremos algumas atividades que podem compor o programa de exercícios do idoso. Essas atividades complementam as informações do Capítulo 3, referentes aos benefícios dos exercícios físicos para o idoso. Aprofundar os conhecimentos na área de estudos do envelhecimento (gerontologia) e sobre as atividades físicas aplicadas a condições especiais de saúde é essencial para a formação do profissional de educação física que atua com idosos. Além disso, recomendamos que o profissional desenvolva seus conhecimentos sobre princípios do treinamento físico, anatomia, cinesiologia, biomecânica e fisiologia, bem como didática e psicologia, a fim de aplicar com segurança e efetividade os programas de exercícios para indivíduos com diferentes limitações dos sistemas corporais, evitando repetir indiscriminadamente exercícios padronizados que não atingem a necessidade dos idosos que procuram os exercícios físicos.

6.1 Ginástica, hidroginástica e treinamento funcional

6.1.1 Ginástica

Segundo Geis (2003, p. 82), "Não se trata de imitar o movimento que o professor propõe com perfeição, mas de compreender o movimento, de realizá-lo da melhor forma possível e de adaptar a intensidade, na realização dos exercícios, às suas características físicas e psíquicas".

- **Cuidados específicos**
    - "Atenção maior deve ser dada à manutenção de intensidades de esforço adequadas" (Almeida; Veras; Doimo, 2010, p. 60). É importante e recomendável a utilização de uma escala de percepção do esforço para calcular e modificar a intensidade da aula, além da observação dos alunos. Idosos com algum comprometimento cognitivo têm dificuldade em expressar seu nível de cansaço, por isso deve-se estimular uma conversa e perceber se ele consegue falar uma frase completa sem interrupções.
    - É necessário evitar movimentos bruscos, como mudanças rápidas de posição corporal, saltos ou com muita movimentação da cabeça (Geis, 2003). É recomendável posicionar os idosos com algum comprometimento vestibular (que apresentam tontura) perto de um apoio, como parede, espaldar ou cadeira.
    - Deve-se evitar trocar de exercícios com muita frequência durante a movimentação aeróbia, pois o aluno idoso demora mais para perceber e aproveitar a atividade. É recomendável utilizar no mínimo 20 repetições de cada movimento ou conforme o grupo for se adequando. Se houver algum aluno com Alzheimer, na fase inicial, ele pode continuar a participar normalmente dos grupos, mas deve ser posicionado em frente ao professor, que deve executar todos os movimentos junto com ele.

- Nos exercícios específicos (força, resistência ou equilíbrio), deve-se privilegiar a qualidade em vez da quantidade.

Postura do professor

- O professor deve ficar sempre de frente para a turma, mesmo se a sala tiver espelhos.
- A divisão das aulas é mais flexível se a atividade realizada conquistar os alunos, pois permitir que se divirtam é mais importante do que seguir modelos.
- É importante diversificar as experiências propostas, mas com cuidado para que sejam adequadas ao grupo.
- É necessário oferecer tempo para os alunos buscarem o material e se posicionarem no local correto, sem apressar ninguém.
- Aulas coreografadas de dança com ritmo acelerado (acima de 140 bpm) em grupos heterogêneos (presença de idosos frágeis) impedem que o idoso acompanhe as frequentes trocas de movimento, o que o faz se sentir deslocado e incapaz. As coreografias utilizadas devem ser simples e de fácil execução.

Quadro 6.1 Divisão básica da aula – ginástica

Fase	Duração	Atividades sugeridas
Preparação	5 minutos	Deixar os idosos à vontade para conversar e interagir com os colegas.
Aquecimento	5 a 25 minutos	Enfatizar a preparação do corpo, o ritmo e a criatividade e explicar os objetivos da aula. Propor exercícios articulares e alongamentos. Início da fase aeróbia com exercícios ritmados de troca de apoio, deslizamentos, coordenação motora, memória e atenção. Explorar diferentes planos e amplitudes articulares. Permitir que o idoso crie movimentos. Evoluir para intensidade moderada, incluindo deslocamentos para a frente, para trás ou pela sala, com mudanças de direção e interação com os colegas. Formar desenhos coreográficos.

(continua)

(Quadro 6.1 – conclusão)

Fase	Duração	Atividades sugeridas
Parte principal	20 a 30 minutos	Buscar o aprimoramento físico de forma lúdica e aproveitar a variedade de tipos de aula. Criar rodízio de atividades em equipe, usar figuras associativas engraçadas para os movimentos, criar uma história para explicar a sequência de movimentos etc. Aplicar a atividade com o uso de materiais de apoio de acordo com os objetivos propostos. Priorizar exercícios funcionais ao idoso, como fortalecimento da musculatura do assoalho pélvico. Ao escolher trabalhar com pesos, utilizar exercícios multiarticulares. Pode-se escolher o descanso passivo ou ativo, de acordo com as possibilidades do grupo.
Volta à calma	5 minutos	Estimular a relação das atividades realizadas com o dia a dia, receber o retorno dos alunos sobre o que acharam da aula, abordar questões sobre saúde e realizar combinados. Propor exercícios de relaxamento, massagens e alongamentos. Observação: sempre que possível, explorar ao máximo exercícios no chão, ainda que os idosos precisem desenvolver estratégias para sentar e levantar e tenham de utilizar a parede para apoio das costas (Rauchbach, 2001).

▪ Materiais de apoio

Convencionais: bastões, halteres (0,5 kg a 2 kg), caneleiras (1 kg ou 2 kg), colchonetes, bola de borracha, bola de tênis, cones, *steps*, arcos etc.

Alternativos: bexigas, toalha de rosto, bandas elásticas, dominó, jogo da velha, revistas e jornais e outros materiais recreativos ou artísticos.

Confeccionados pelos idosos: pompons, sacos de areia, fitas, cordas, leques etc.

- Não são adequados materiais que possam gerar atrito com a pele durante o exercício.
- Exercícios na cama elástica (*jump*) não são apropriados pelo risco de torções, desequilíbrio e quedas. Da mesma forma, para exercícios em bola suíça (bola de pilates), primeiro, é preciso ensinar como dominar o material de forma segura, além de utilizar bolas levemente murchas no início do trabalho, para facilitar a estabilização.
- Exercícios de *step* dependerão do grau de integridade dos membros inferiores dos alunos e do medo de cair. Mesmo com a técnica correta (minimização do impacto), devem ser realizados com cautela e com apoios disponíveis para todos. A inclusão de uma estação de *step* em um circuito, por exemplo, é mais adequada do que a repetição dos movimentos de subir e descer durante 20 ou 30 minutos. Observação: sempre se deve colocar a estação com o *step* perto de uma parede ou barra de apoio, evitando-se possíveis acidentes com idosos em condições físicas desfavorecidas.

Dicas

- É importante perceber que a ginástica para idoso não é apenas uma ginástica convencional mais leve – ela tem peculiaridades que precisam ser respeitadas.
- A realização da fase de aquecimento com constantes deslocamentos e mudanças de direção favorece o desenvolvimento do equilíbrio dinâmico e da agilidade (Almeida; Veras; Doimo, 2010).
- "Aspectos referentes a equilíbrio e marcha devem ser abordados em programas de prevenção e reabilitação, para que se possa minimizar o número de quedas" (Walbrohel et al., 2015, p. 193).
- "Propõe-se também uma atividade com base no movimento, em um movimento sentido e vivido, por meio

do qual sejam interiorizadas as sensações e se chegue a conhecer cada parte do organismo, como ele se move e como responde aos diferentes estímulos, como se desloca e como se relaciona com o exterior. Deve-se sentir a respiração, aprender a relaxar" (Geis, 2003, p. 31-32).

6.1.2 Hidroginástica

Convém observar o que afirmam Reichert et al. (2015, p. 456):

> A prática de hidroginástica pode ser recomendada com a finalidade de melhorar a capacidade funcional de idosos, uma vez que esta modalidade promove o incremento da força resistente e da flexibilidade de membros superiores e inferiores e do equilíbrio dinâmico. Este resultado representa uma melhora na capacidade de realizar as AVDs, promovendo uma maior independência funcional ao idoso.

■ Cuidados específicos

A literatura aponta que exercícios em meio aquático são mais seguros para idosos do que em meio terrestre (Reichert et al., 2015; Souza Junior; Deprá; Silveira, 2017), no entanto há outros riscos potenciais que devem ser observados durante a aula, dentro e fora da piscina:

- Deve-se permitir que idosos iniciantes ou com medo de água realizem a aula próximo às bordas (sugere-se que a piscina tenha uma barra de apoio ao longo de suas dimensões). "Durante a realização dos exercícios, deve-se considerar a lentidão dos movimentos e a sensação de segurança como fatores que podem exigir menos dos centros de controle postural" (Almeida; Veras; Doimo, 2010, p. 59). Assim, mesmo estando com os pés no fundo da piscina, idosos podem se sentir inseguros e procurar o apoio das bordas durante toda a aula.
- Em se tratando de idosos mais frágeis ou que apresentam insegurança por medo da água ou por nunca terem

entrado em uma piscina, os grupos devem ser bem reduzidos; no máximo, deve haver oito alunos e com a presença de um auxiliar dentro da água.
- O fundo da piscina deve ser plano ou com suave inclinação, que permita adequada profundidade para manter a linha da água entre o processo xifoide e os ombros (Souza et al., 2014), normalmente entre 1,20 m e 1,40 m. Alunos de pouca estatura podem precisar de apoio para manter os pés no fundo; isso pode ser resolvido submergindo-se uma plataforma. Alunos com alta estatura devem ser orientados a flexionar os joelhos ou realizar a aula na parte mais funda da piscina.
- É fundamental monitorar a temperatura da água, que deve estar entre 28 °C e 32 °C. A recomendação de segurança é cancelar a atividade se a temperatura não estiver de acordo com o proposto.
- O acesso à piscina deve ser, preferentemente, por rampa, e não por escadas.
- No deslocamento entre o vestiário e a piscina, o piso deve ser antiderrapante e não pode haver correntes de ar.

Postura do professor

- "A melhor forma de orientar o idoso na hidroginástica é dentro da piscina" (Rauchbach, 2001, p. 106). Além disso, na eventualidade de uma emergência, o professor deve estar pronto para entrar na água rapidamente. Portanto, recomenda-se fortemente a presença de um segundo professor ou auxiliar dentro da piscina.
- Dentro da água, a velocidade dos movimentos é reduzida pelo arrasto e pela lentidão dos idosos em responder ao comando. Quando o professor atua fora da água, ao planejar o ritmo dos exercícios, deve considerar velocidades de música mais lentas do que aquela usada como base para realizar o mesmo movimento fora da água.

- "O professor deve sentir o efeito de todos os exercícios que deverão ser dados ao idoso antes de aplicá-los" (Rauchbach, 2001, p. 107).

Quadro 6.2 Divisão básica da aula – hidroginástica

Fase	Duração	Atividades sugeridas
Preparação	5 minutos	Deixar os idosos se adaptarem ao meio líquido e conversarem entre si.
Aquecimento	5 a 20 minutos	Enfatizar a preparação do corpo e a percepção de segurança em meio líquido. Propor movimentos articulares e alongamentos, evoluindo para exercícios estacionários, deslizes e chutes com pequenos saltos ou com o pé de apoio no fundo da piscina. Recomenda-se repetir cada exercício por tempo, para que o idoso possa executá-lo conforme o próprio ritmo e o quanto desejar. Sugere-se um ou dois minutos em cada movimento. Se for utilizar um número de exercícios por série, aplicar no mínimo 32 repetições de cada para dar tempo de o idoso perceber, aprender e adaptar-se ao movimento. Manter a intensidade do esforço em moderada, de acordo com a percepção dos idosos.
Parte principal	25 a 30 minutos	Buscar a diversão, o lúdico e a socialização (Simões; Portes Junior; Moreira, 2011). Utilizar materiais de apoio de acordo com o objetivo da aula e a preferência dos alunos (Rauchbach, 2001). Incluir movimentos de coordenação entre membros superiores e inferiores, desenhos coreográficos, deslocamentos multidirecionais, exercícios em duplas, quartetos ou todos juntos, estafetas, jogos recreativos, entre outros.
Volta à calma	5 minutos	Estimular o relaxamento e a percepção das sensações prazerosas da atividade realizada. Propor flutuação em duplas, massagens, hidromassagem (utilizar as mãos para criar movimentos ondulatórios na superfície do corpo), relaxamento e alongamento.

- **Materiais de apoio**

Espaguete, halteres de EVA ou miniespaguete, luvas, bolas e camisetas.

- É necessário observar que, com a movimentação da água, é mais difícil enxergar objetos no fundo da piscina, mesmo quando adaptados à prática de hidroginástica; dessa forma, não se recomendam aulas de *step* aquáticas.
- Também pela instabilidade do meio líquido, aliada à redução do equilíbrio e da flexibilidade, colocar e retirar pesos das pernas em turmas de idosos não é aconselhável.

- **Dicas**

    - Mesmo que o objetivo específico da aula seja somente treinamento aeróbio, é possível obter melhora na força de resistência em membros superiores e inferiores se houver repetição de movimentos por um longo período de tempo em altas velocidades (Reichert et al., 2015; Souza et al., 2014).
    - Incluir exercícios em grandes amplitudes de movimento e alongamentos no início e no final da aula pode melhorar o desenvolvimento da flexibilidade (Reichert et al., 2015).
    - Além de exercícios estacionários, é recomendável incluir exercícios dinâmicos com deslocamento no meio líquido, aproveitando-se a resistência da água e a força de arrasto para a melhora do equilíbrio postural (Souza Junior; Deprá; Silveira, 2017). Os idosos frágeis devem executar os deslocamentos ao lado da barra de apoio, evitando-se que os colegas tentem ajudá-los.

6.1.3 Treinamento funcional

As características presentes no treinamento funcional podem ser aplicadas a diferentes modalidades para idosos, principalmente em relação ao estímulo neuromuscular, como em exercícios de propriocepção, controle e consciência corporal, e à utilização de diferentes planos de movimento, com exercícios que integram os segmentos corporais e aproximam o movimento ginástico dos movimentos cotidianos.

> O trabalho multicomponente, a especificidade para atividades cotidianas, o maior estímulo à potência muscular e a ativação de músculos estabilizadores do tronco são características essenciais que devem ser exploradas em programas de treinamento físico com objetivo de promover adaptações multissistêmicas em indivíduos da terceira idade. (Resende Neto et al., 2016b, p. 52)

Os exercícios funcionais precisam ser prescritos de acordo com as necessidades individuais e são desenvolvidos com base nos exercícios convencionais, acrescentando-se diferentes amplitudes de movimento, bases de apoio instáveis, fluidez maior ao integrar segmentos corporais e diferentes planos de execução. Por exemplo, podem ser criadas tarefas das mais simples para as mais complexas (pisar dentro de arcos em sequência, realizar o mesmo com um equilíbrio unipodal a cada três arcos e repetir equilibrando um balão), explorando-se atividades que integram os planos corporais (exercícios combinados, rotação do tronco com agachamento), atividades de alcance (abaixar, alcançar e levantar) e exercícios de propriocepção (equilibrar-se em base instável). É possível também construir circuitos de atividades desafiadoras (contornar objetos, simular atividades da vida diária – AVDs, subir e descer degraus ou caminhar sobre áreas instáveis ao mesmo tempo que se executa outro movimento com os membros superiores).

Em geral, o treinamento funcional tem "impacto positivo sobre a massa muscular, força e potência muscular, resistência cardiorrespiratória, flexibilidade, equilíbrio e cognição" (Resende Neto et al., 2016a, p. 174). Aponta-se também a melhora na força muscular (Miranda et al., 2016) e na "mobilidade, agilidade, resistência de membros superiores e inferiores de idosos" (Farias et al., 2014, p. 23-24).

- **Dicas**
  - O treinamento funcional produz mais resultado na melhora da potência muscular e do equilíbrio dinâmico e menor oscilação postural, que pode ser relacionado à aplicação de movimentos com máxima velocidade concêntrica, estímulo aos músculos estabilizadores, dinamismo e agilidade (Resende Neto et al., 2016b). É primordial observar os níveis de envelhecimento e a capacidade de cada idoso de realizar determinada proposta. O simples fato de subir uma escada "na velocidade máxima", para um idoso frágil, pode ser um trabalho de potência, enquanto, para outros, o trabalho de potência requereria mais repetições ou ampliação dos degraus para o mesmo efeito.
  - Além do equilíbrio dinâmico, o aumento do tempo em apoio unipodal em alguns exercícios tende a melhorar o equilíbrio estático (Lustosa et al., 2010a, p. 155).

6.2 Alongamento, pilates e técnicas orientais

6.2.1 Alongamento

De acordo com Silva e Guedes (2015, p. 547),

> A realização de exercícios do programa de alongamento reflete em benefícios à amplitude angular de indivíduos idosos. Além de contribuir para a melhoria da amplitude articular, aumenta as perspectivas de vida, minimiza os efeitos degenerativos provocados pelo envelhecimento, possibilitando ao idoso manter uma melhor qualidade de vida ativa.

No entanto, o efeito gerado é influenciado pela escolha da técnica, pela intensidade dos exercícios, pela duração dos estímulos, pelo intervalo e também pela integridade dos músculos e das articulações envolvidos.

Assim, não é adequado concluir que, por ser visualmente tranquila em relação às outras modalidades, a aula de alongamento não seja intensa, principalmente para idosos com limitações físicas acentuadas. Na prática, esse público é justamente o mais frequente nas aulas, pois suas condições o impedem de praticar outras modalidades de exercício físico. "A utilização de exercícios de alongamento em indivíduos idosos é uma indicação necessária" (Lustosa et al., 2010b, p. 501), mas o cuidado com o volume de exercícios, a amplitude do movimento e a postura do aluno é essencial para que a aula produza efeitos positivos, sem extenuar ou ser uma fonte de dor.

■ **Cuidados específicos**

- Doenças osteoarticulares comuns em idosos e déficits de equilíbrio e de força muscular podem impedir que os alunos realizem todas as posturas (Gallo et al., 2012). É preciso ficar atento para oferecer opções viáveis e evitar posturas recorrentes em uma posição difícil (como sentar no chão de pernas cruzadas).
- Manter as posturas de alongamento por mais de 30 segundos pode produzir muita dor ao retornar à posição inicial. Deve-se considerar que o idoso vai contrair outros grupos musculares para evitar a dor em vez de relaxar, o que reduz o efeito benéfico do exercício.
- Sentar ou deitar no chão nem sempre é confortável para o idoso. Posicionar apoios embaixo do quadril ou da cabeça para que o idoso mantenha a posição da coluna vertebral alinhada é bastante recomendável.
- Nem todo método é indicado para o trabalho com idosos. O método estático passivo parece mais seguro em sua execução, pois o próprio aluno vai definir seus limites.

- É necessário ter cuidado com as aulas em duplas, para que os colegas não se apliquem movimentos bruscos ou ultrapassem os limites de amplitude de movimentos seguros.

Postura do professor

- É importante desenvolver a aula de forma progressiva, ofertando-se opções de movimento à medida que se evolui para movimentos mais exigentes. É indicado deixar os alunos livres para experimentarem as posturas mais difíceis ou não.
- Corrigir a postura é fundamental. Deve-se procurar despertar a consciência corporal do aluno, orientando-o a se perceber e a se alinhar em vez de posicioná-lo da maneira adequada. O aluno precisa "encontrar seu caminho" no próprio corpo, sentindo como reage às posturas, analisando os pontos que se contraem, outros que acumulam tensões e, assim, aprendendo a liberá-las.
- Recomenda-se não contar o tempo em voz alta para não gerar ansiedade. O professor deve conversar com os alunos enquanto percorre a sala, tentando deixá-los à vontade e preenchendo o tempo de duração de cada movimento.
- Os alunos com limitações para sentar, deitar ou levantar devem ser auxiliados, se necessário.

Quadro 6.3 Divisão básica da aula – alongamento

Fase	Duração	Atividades sugeridas
Preparação	5 minutos	Deixar os alunos conversarem e se acomodarem. Orientá-los a separar os materiais de apoio que forem utilizados na aula. Verificar se todos terão espaço suficiente para as posturas planejadas na aula (muitos idosos sentam bem próximos para conversar), remanejando-se o reposicionamento, se necessário.

(continua)

(Quadro 6.3 – conclusão)

Fase	Duração	Atividades sugeridas
Aquecimento	5 a 10 minutos	Exercícios respiratórios. Exercícios articulares e de soltura. Massagens. Mobilização dos estabilizadores do tronco.
Parte principal	20 a 30 minutos	Desenvolver a sequência de posturas elaborada para a aula com três séries de 30 segundos e mais 15-30 segundos de intervalo entre as séries (exemplo). Podem-se incluir exercícios de equilíbrio.
Volta à calma	5 minutos	Massagens. Relaxamento orientado.

■ Materiais de apoio

Colchonetes ou tatames, barra, bastões, fitas de tecido, bolas, *steps* e cadeiras.

■ Dicas

- A escola da técnica aplicada (estático passivo, estático ativo ou facilitação neuromuscular proprioceptiva – FNP) deve ser cautelosa, priorizando as especificidades fisiológicas da musculatura idosa. "Cada técnica provocou efeitos diferentes, os quais contribuem para o direcionamento da prescrição do exercício, de acordo com o objetivo a ser alcançado" (Paz, 2010, p. 53).
- "Desse modo a realização de exercícios de alongamentos estáticos, compostos por quatro séries de 60 segundos de duração, foi suficiente para causar alterações elásticas na musculatura manipulada e influenciar mudanças em alguns aspectos da marcha das participantes." (Souza; Kirchner; Rodacki, 2015, p. 390).
- Exercícios do método *isostretching*, que combina alongamento, respiração e alinhamento postural, podem melhorar a função dos músculos respiratórios, aumentando a capacidade funcional dos idosos, e aperfeiçoar o controle

neuromuscular do tronco, facilitando a biomecânica da marcha (Carvalho; Assini, 2008).

- O corpo idoso é carregado de tensões; assim, para obter melhores resultados com as aulas de alongamento, recomenda-se complementá-las com massagens. "As massagens, em qualquer parte do corpo, são consideradas como técnicas de relaxamento, e quando realizadas em idosos permitem sensações de bem-estar e descanso, além de diminuir as tensões musculares, promovendo alívio, tranquilidade e amenizando a ansiedade e o nervosismo" (Saraiva et al., 2015, p. 137).

6.2.2 Pilates

"O Método Pilates é uma boa alternativa na prática de atividade física em idosos porque tem como objetivo principal o fortalecimento e alongamento simultaneamente da musculatura, despertando a consciência corporal" (Bertoldi; Winter; Fialho, 2016, p. 27). Esse método pode ser desenvolvido em equipamentos específicos, com bolas ou apenas com o peso do corpo. Basicamente, segue seis princípios para a execução dos movimentos: "respiração, controle, concentração, precisão, fluidez e centralização, desta forma, integrando corpo e mente" (Costa et al., 2016, p. 696). Sua aplicação tem sido bastante difundida entre profissionais de saúde, porém, para se aprofundar nessa modalidade, recomenda-se fazer uma especialização ou curso de formação no método. É possível, entretanto, aplicar os princípios de execução do pilates aos demais exercícios ginásticos e alongamentos, e em todos os níveis de envelhecimento, considerando-se que, para os níveis I e II, pela dependência, quem direciona o movimento é o fisioterapeuta ou o profissional de educação física capacitado para a atuação hospitalar. Para os demais níveis, a progressão em dificuldade é determinada pela condição de cada idoso.

- **Cuidados específicos**
  - Nem todos os exercícios de pilates são adequados ao idoso; convém selecioná-los e adaptá-los de forma individualizada.
  - Pilates no solo: nem todos os idosos conseguirão permanecer em decúbito dorsal sem algum tipo de apoio para a cabeça, em virtude de deformidades na coluna vertebral ou labirintite, por exemplo.
  - Pilates com bola: é necessário usar bolas do tamanho adequado à estatura do idoso, que deve conseguir se sentar nela mantendo o apoio dos pés no chão. Também é indicado utilizá-las um pouco murchas para facilitar o equilíbrio com segurança e, se necessário, providenciar apoios para estabilizar a bola no início do treinamento até que o idoso domine a técnica de controle do material.
  - Pilates na máquina: para a utilização de equipamentos com idosos, recomenda-se fazer um curso de formação no método.

- **Postura do professor**
  - O professor deve demonstrar o movimento para o grupo e, em seguida, realizar as orientações para cada aluno.
  - O número de alunos por turma deve ser reduzido, no máximo 8 ou 10 pessoas, pois o atendimento deve ser o mais individualizado possível.
  - O número de repetições de cada exercício deve ser estipulado de forma individualizada.
  - É importante fornecer meios (opções) para que todos na turma consigam executar o movimento solicitado antes de passar para o próximo exercício.
  - É indicado intercalar os exercícios mais exigentes com atividades de soltura ou brincadeiras, a fim de reduzir a tensão.

- Pode-se utilizar música suave como pano de fundo, em volume baixo, para gerar relaxamento e permitir ao idoso perceber sua respiração e estabelecer seu ritmo para os exercícios.

Quadro 6.4 Divisão básica da aula – pilates

Fase	Duração	Atividades sugeridas
Preparação	5 minutos	Deixar os idosos à vontade para conversarem e se acomodarem. Orientá-los a separar o material que for utilizado na aula (se for o caso).
Aquecimento	5 a 10 minutos	Enfatizar os princípios do método, por meio de exercícios de respiração, soltura, controle, exercícios articulares e de mobilização tóraco-lombar.
Parte principal	20 a 30 minutos	Ativar o centro de força e estabilizar a pelve. Aplicar as progressões pedagógicas dos exercícios selecionados para a aula (por exemplo, *the hundred, the spine stretch, the one leg kick* e *swimming*).
Volta à calma	5 minutos	Estimular o relaxamento e a descontração.

- **Materiais de apoio**

Colchonetes, bola suíça, almofadas e tubos de espuma para apoio de cabeça e joelhos.

- **Dicas**
    - A aplicação do método em idosos pode melhorar a mobilidade da coluna lombo-sacral e tóraco-lombar (Bertoldi; Winter; Fialho, 2016).
    - Com o fortalecimento da musculatura abdominal e a melhora na postura, há redução na dor lombar, que é uma das principais queixas dos idosos (Queiroz et al., 2017).
    - O trabalho de estabilização da pelve, ativação do centro de força e controle de movimentos pode aumentar a

resistência do assoalho pélvico, tratando e prevenindo as disfunções nessa região, comuns em idosos (Souza et al., 2017).

- Além dessas razões, existem evidências de que um programa de pilates pode aumentar significativamente a flexibilidade do quadril e do ombro (Macedo; Laux; Corazza, 2016), promover o equilíbrio e, com isso, reduzir o risco de quedas (Costa et al., 2016).
- Como forma de introduzir elementos recreativos e de autoexpressão nas aulas, pode-se coreografar uma música que utiliza movimentos do pilates, conforme a evolução dos alunos, e propor sua apresentação ao final de uma fase (antes das férias, por exemplo).

6.2.3 Técnicas orientais

A aplicação de técnicas orientais com grupos de idosos vem refletindo uma crescente preocupação com atividades integrativas, ou seja, que englobam experiências corporais interligadas com a ativação de sensações mentais. Entre essas diversas técnicas, destacam-se a ioga, o *lian gong* (leia-se "lian kung") e o *tai chi chuan*.

A ioga é uma prática de origem indiana que traz "melhora do equilíbrio, da coordenação, dos níveis de força e da flexibilidade" (Massierer; Justo; Toigo, 2017, p. 54) por meio de exercícios posturais, respiratórios e de meditação, que promovem efeitos psicossociais positivos em seus praticantes, como bem-estar espiritual e psicológico, satisfação com a vida, melhora da atenção plena e da resiliência (Silva; Rosado, 2017). Idosos sedentários que experimentaram um programa de ioga adaptada a cadeiras responderam que essa experiência foi agradável e adequada a suas habilidades, além de destacarem outros fatores positivos, como a oportunidade de interação social e instrutores amigáveis e solícitos em modificar os movimentos de acordo com as necessidades individuais (Tew et al., 2017). A seguir, listamos algumas adaptações sugeridas para o trabalho de ioga com idosos sedentários frágeis com base em Tew et al. (2017):

- Os idosos podem realizar as posturas sentados em cadeiras ou, quando em pé, usando-as como apoio.
- Não se devem utilizar posições supinadas, semissupinadas ou pronadas. Posturas que requerem tais posições devem ser adaptadas para a posição sentada ou em pé com apoio.
- Os alunos devem manter posturas isométricas por curtos períodos de tempo, principalmente pelo risco de elevação aguda da pressão arterial.
- A distribuição dos alunos pela sala precisa ser adaptada para permitir que aqueles com redução nas capacidades sensoriais se posicionem próximo ao instrutor e nenhuma música deve ser tocada durante a instrução da atividade.
- O ritmo e a distribuição dos exercícios devem permitir maior tempo para a recuperação após as atividades mais intensas (por exemplo, praticar técnicas respiratórias entre as posturas mais desafiadoras).
- É fundamental que as instruções sejam curtas e simples, com tempo para que os idosos processem a informação, principalmente aqueles com declínio cognitivo.
- Aquecimento mais demorado e ritmo da aula mais lento permitem ao grupo acompanhar todas as etapas (evitando-se que o idoso mais frágil se sinta incapaz de acompanhar os demais).
- As práticas respiratórias evitam a retenção de ar, que é contraindicada para hipertensos.
- A mobilização, as posturas e os exercícios de concentração devem ser modificados para focar o equilíbrio e a coordenação.

O *lian gong* é uma técnica chinesa de exercícios simples e suaves, que podem ser executados por idosos em diferentes níveis de funcionalidade, inclusive os mais longevos (Nunes; Santos, 2009). Outra atividade suave e adequada ao trabalho com idosos, como mencionado, é o *tai chi chuan*, que "pode ser prescrito com intensidades variadas – leve a intensa –, não requer equipamentos específicos e proporciona efeitos benéficos à saúde devido ao seu caráter não estressor e não competitivo" (Pereira et al., 2017, p. 175). Essa técnica pode ser realizada na posição sentada ou em pé, em ambientes fechados ou em parques e praças. É considerada uma atividade fácil, segura e eficaz para a manutenção ou a melhora da saúde de idosos (Chao et al., 2012). Além disso, os praticantes afirmam ser uma atividade física prazerosa (Chao et al., 2013), que está relacionada com um risco menor de quedas (Lomas-Vega et al., 2017).

É fundamental conhecer essas técnicas para aplicá-las corretamente, pois a orientação extrapola o movimento físico, buscando-se despertar os estados mentais relacionados com a efetividade dos exercícios.

6.3 Atividades aeróbicas (dança, caminhada, natação e outros esportes)

6.3.1 Dança

"A dança é considerada uma das atividades mais ricas e completas a se realizar, pois trabalha com o físico, o psicológico e o social" (Fontoura et al., 2016, p. 76-77), sendo responsável pela melhora na qualidade de vida de seus praticantes. Fisicamente, constitui-se de "movimentos globais que mobilizam as articulações, ajudam no equilíbrio físico e mental, na postura, na marcha, no alongamento e com o auxílio da música ajuda na memorização dos movimentos por meio dos ritmos despertando o convívio social" (Gouvêa et al., 2017, p. 53). Propicia ganhos motores, como "melhora na lateralidade, orientação espacial e conscientização corporal" (Oliveira; Pivoto; Vianna, 2009, p. 103). Quanto aos aspectos positivos psicológicos identificados em idosos, "gera inúmeras sensações e sentimentos como prazer, relaxamento, alegria, bom humor, satisfação, realização pessoal" (Fontoura et al., 2016, p. 80), além de "reduzir angústias, medos e inseguranças" (Guimarães et al., 2011, p. 684).

A dança é uma prática corporal amplamente indicada ao profissional de educação física em aulas para idosos, sendo-lhe possível explorar conteúdos de dança circular, dança folclórica, danças de salão, entre outras vertentes que fazem "parte do universo da cultura local, mas que instigam os profissionais à elaboração de atividades corporais mais criativas e estimuladoras" (Freitas et al., 2014, p. 67).

Cuidados específicos

- É fundamental evitar movimentos rápidos de giros ou abaixar e levantar a cabeça com perda momentânea da referência visual, pelo risco de tonturas e quedas.
- Não devem ser utilizadas coreografias muito elaboradas, que dificultem a memorização.

Postura do professor

- É importante escolher músicas que tenham significado para a turma, com ritmos bem definidos.
- O professor deve promover a troca de pares, quando houver, para fortalecer os vínculos entre os alunos.
- É indicado deixar que os idosos contribuam com a atividade, criando movimentos, expressando-se ou sugerindo atividades.
- Devem-se valorizar as expressões individuais.

Quadro 6.5 Divisão básica da aula – dança

Fase	Duração	Atividades sugeridas
Preparação	5 minutos	Dispor cadeiras ao redor da sala, como em um baile; deixar que os idosos cheguem, acomodem-se e conversem; música de fundo alegre.
Aquecimento	5 a 10 minutos	Iniciar com exercícios respiratórios, articulares, de soltura, descontração e autoexpressão. Acrescentar a marcação de ritmo com as mãos, os pés ou com instrumentos de percussão. Estimular que o grupo acrescente movimento corporal ao ritmo criado. Pode ser realizado sentado ou em pé.
Parte principal	20 a 35 minutos	Desenvolver a modalidade de dança escolhida para a aula (circular, folclórica ou de salão) a partir de ritmos mais lentos para mais rápidos, de passos mais fáceis para mais elaborados, sempre com movimentos suaves e de baixo impacto. Estimular a criatividade, deixando-se espaço nas coreografias para que o grupo o preencha com os próprios movimentos.
Volta à calma	5 minutos	Utilizar uma ou duas músicas para relaxamento e alongamento. Colher impressões do grupo sobre a atividade desenvolvida.

- **Materiais de apoio**

Cadeiras (dança sênior sentada) e instrumentos de percussão, como "chocalhos, triângulos, bastonetes, tules, leques e garrafas de plástico" (Oliveira; Pivoto; Vianna, 2009, p. 102), além de outros elementos que possam ser aproveitados de forma criativa.

- **Dicas**
    - Por ser altamente adaptável, a dança pode ser aplicada em idosos de "instituições de curta e longa permanência, estimulando assim, suas funções psíquicas e motoras" (Gouvêa et al., 2017, p. 57).

- A prática da dança aliada a programas de alongamento promove o aumento do equilíbrio, da agilidade e da flexibilidade em idosos (Barboza et al., 2014).
- A dança em roda é carregada de "símbolos, significados, músicas, tradições e coreografias de vários povos" (Silva, J. O., 2016, p. 23) e é uma opção bastante interessante com grupos heterogêneos, como de idosos. Ao se darem as mãos, os ritmos individuais são respeitados, criando sintonia no grupo: ninguém ultrapassa ninguém, ninguém puxa ninguém.
- Explorar diferentes ritmos nas danças de salão, fazendo evoluir a intensidade do trabalho aeróbio, proporciona melhora na "qualidade respiratória e no bem-estar emocional" (Guimarães et al., 2011, p. 687).
- As aulas com dança tornam a atividade física mais prazerosa e lúdica, diminuindo a sensação de cansaço, melhorando o ânimo e resgatando a memória musical (Oliveira; Pivoto; Vianna, 2009).
- Por meio da dança, o idoso pode "perceber como os seus movimentos podem ser livres e harmoniosos" (Fontoura et al., 2016, p. 79).

6.3.2 Caminhada

"Caminhar constitui uma das mais naturais atividades físicas por ser uma atividade simples, facilmente controlável, sem a necessidade de equipamentos especiais e pode ser praticada por qualquer pessoa" (Nunes; Santos, 2009, p. 152). Tem valor como estímulo inicial à prática de atividades físicas e ao deslocamento ativo. Porém, é interessante que a caminhada seja orientada pelo profissional de educação física para que o idoso atinja a intensidade, a frequência e a duração apropriadas para promover melhora da capacidade aeróbia, visto que, "quando realizada de forma isolada e não supervisionada, esta prática pode promover benefícios limitados ao organismo, bem como acentuar o risco de complicações ortopédicas, metabólicas e cardiovasculares" (Trapé et al., 2014, p. 174).

Somente de 30% a 35% dos idosos que praticam caminhada nas cidades brasileiras realizam esse exercício por tempo suficiente (minutos/semana) para serem classificados como idosos ativos (Balbé; Wathier; Rech, 2017). No entanto, é comum que a caminhada não seja o único exercício físico realizado por idosos. De modo geral, a prática deve ser estimulada com as orientações profissionais apropriadas para se atingirem os benefícios fisiológicos esperados, além do incentivo à participação em outras modalidades, como ginástica, alongamento ou musculação.

■ **Cuidados específicos**

- Deve-se orientar o idoso para que utilize calçados confortáveis, com solado antiderrapante.
- O trajeto deve ser livre de perigos, como buracos e calçadas irregulares que possam provocar uma queda.
- É necessário realizar o controle da intensidade pelas sensações subjetivas do esforço.
- É recomendável revisar o conhecimento sobre os cuidados com o trânsito de automóveis e ciclistas.
- Deve-se evitar que o idoso caminhe no fim da tarde. Com o envelhecimento, há perdas visuais importantes, e a capacidade de diferenciar uma sombra de um buraco é limitada.

■ **Postura do professor**

- Ao organizar grupos de caminhada, o professor deve se certificar de que há espaço e segurança para todos realizarem a atividade ao longo do percurso (calçadas amplas e regulares).

- Ao se acompanhar o idoso na caminhada, o ritmo deve ser determinado pela limitação do idoso, sem pressões. Escolher trajetos com paradas (como bancos em praças) pode ser uma opção para idosos mais frágeis.
- Sempre que possível, deve-se propiciar que os idosos caminhem em duplas com ritmo similar para socialização e cuidado mútuo.

Quadro 6.6 Divisão básica da aula – caminhada

Fase	Duração	Atividades sugeridas
Preparação	5 minutos	Solicitar que escolham duplas para a atividade. Deixar que conversem e interajam.
Aquecimento	5 a 10 minutos	Propor exercícios articulares e de mobilidade da coluna, alongamentos. Iniciar com caminhada lenta ou exercícios de coordenação para melhorar a marcha.
Parte principal	20 a 30 minutos	Evoluir para caminhada no ritmo definido para cada idoso.
Volta à calma	5 minutos	Alongamentos.

■ **Materiais de apoio**

Arcos, escada de coordenação, pequenas barreiras, bastões ou cones para as atividades de aquecimento.

■ **Dicas**

- "Idosos que percebem a presença de academias ao ar livre próximo da residência possuem menor chance de atingirem níveis recomendados de caminhada no lazer" (Balbé; Wathier; Rech, 2017, p. 200), provavelmente, por substituírem o tempo de caminhada por exercícios nas academias ao ar livre (academias da terceira idade), que também constituem uma forma de se manterem ativos.

- "A associação da caminhada com outras formas de exercícios físicos pode maximizar os efeitos benéficos da prática regular do exercício físico em geral, culminando em efeitos reais para a saúde do praticante" (Trapé et al., 2014, p. 174). Por esse motivo, a caminhada deve ser estimulada como atividade complementar aos programas de exercícios de que o idoso participa.
- Pode-se realizar como aquecimento um circuito simulando um percurso acidentado em que o idoso deverá auxiliar seus colegas. O foco é que idosos que realizam caminhadas estejam atentos ao entorno e saibam desviar ou vencer obstáculos, evitando quedas.
- É importante motivar a caminhada adicionando-se outros objetivos, como observar determinados objetos ao longo de um percurso pré-selecionado ou chegar até certo ponto de interesse da cidade.
- Se for possível, deve-se transportar o grupo para caminhar em locais diferenciados, como em parques e praças, fazendas e outras áreas de lazer, aliando o turismo com a modalidade.

6.3.3 Natação

A movimentação na água, na hidroginástica ou na natação contribui para aliviar as tensões articulares "tornando os movimentos possíveis de serem executados" (Rauchbach, 2001, p. 105). Mesmo sendo uma modalidade individual, ao participar da aula de natação, o idoso faz novas amizades e amplia seu círculo social. "A sociabilidade está fortemente ligada à prática da natação máster, as relações sociais, pessoais, interpessoais, são argumentos de expressiva força desse movimento, os quais relacionam tensões – previsíveis ou não – com os treinamentos, confraternizações e competições" (Mariante Neto; Zambelli, 2013, p. 42).

Cuidados específicos

- Deve-se permitir que idosos iniciantes ou com medo de água realizem a aula na raia próxima à borda (primeira ou última raia).
- É importante monitorar a temperatura da água, que deve estar entre 28 °C e 32 °C. A recomendação de segurança é cancelar a atividade se a temperatura não estiver de acordo com o proposto.
- O acesso à piscina deve ser, preferencialmente, por rampa em vez de por escadas.
- No deslocamento entre o vestiário e a piscina, o piso deve ser antiderrapante e não deve haver correntes de ar.

Postura do professor

- "Sobre o aprendizado da natação para esta faixa etária, toda a metodologia utilizada por outras faixas de idade pode ser utilizada, porém devem ser observados pontos importantes, como as diferenças individuais, o tempo de intervalo entre as repetições e a questão do padrão técnico das execuções motoras" (Cavalcanti; Barbosa, 2013, p. 50).
- É recomendável programar as divisões da aula pelo número de piscinas realizado (uma piscina é a distância do seu comprimento), pois o tempo para executar o comando é bastante variável entre idosos no mesmo grupo. Porém, as metragens programadas devem ser realistas em relação ao aluno.
- Deve-se permitir que o idoso descanse pelo tempo de que precisar para recuperar-se entre as piscinas, mas é importante estimulá-lo a cumprir a metragem estipulada para a aula.

Quadro 6.7 Divisão básica da aula – natação

Fase	Duração	Atividades sugeridas
Preparação	5 minutos	Deixar os idosos se adaptarem ao meio líquido e conversarem entre si.
Aquecimento	5 a 10 minutos (variável)	Executar duas a quatro piscinas caminhando com os pés no fundo.
Parte principal	20 a 30 minutos (variável)	Parte aeróbia: duas a quatro piscinas de pernada em estilo livre com prancha. Parte técnica: aplicar a progressão pedagógica de aprendizado dos nados, como em outras faixas etárias, dependendo do estágio de cada aluno. Com ou sem material de apoio. Parte física: duas a quatro piscinas de exercícios de força ou resistência, dependendo do objetivo da aula.
Volta à calma	10 minutos (variável)	Auxiliar o colega a flutuar ou realizar mergulhos. Tempo livre para os alunos vivenciarem o meio líquido.

- **Materiais de apoio**

Prancha, espaguete, luvas, entre outros.

- **Dicas**
  - A natação competitiva é comum em idades avançadas. "A seriedade no contexto dos másteres é visível, a grande maioria compete, se dedica nos treinamentos, viagens, confraternizações, ou seja, é algo compromissado, um lazer que não se acaba na própria atividade" (Mariante Neto; Zambelli, 2013, p. 42).

6.3.4 Outros esportes

Diversas outras modalidades esportivas podem ser propostas ao público idoso como prática de exercícios físicos, lazer ou competição. Seja qual for o objetivo principal que motiva sua realização, os fundamentos, as regras, as dimensões de quadra, entre outras características, devem ser adaptados às limitações impostas pela idade.

> O esporte adaptado para idosos, de uma maneira geral, parte do princípio de que todos podem vivenciar essa prática corporal. A prática dessa modalidade esportiva, especialmente para aqueles que não tiveram nenhuma experiência pregressa, utiliza estratégias compensatórias para diminuir a complexidade e amenizar os impactos, a fim de que sua prática seja segura. O esporte adaptado para idosos é uma ferramenta para o desenvolvimento de novas aprendizagens, sejam elas físicas, sociais, psicológicas ou mentais. (Rodrigues, 2015, p. 56)

Seguem-se alguns modelos de esporte adaptado ao idoso, com suas diferenciações, de acordo com Barbosa e Mota (2017):

- Gerontotriatlo: 25 metros de natação, 650 metros em bicicleta comum e 400 metros correndo ou andando.
- Gerontoatletismo: 60 metros rasos (velocidade), revezamento 4 × 320 metros, arremesso de peso e disco (1 kg cada), lançamento do dardo 600 gramas.
- Gerontovoleibol: 6 × 6, rede de 1,80 metro, permitindo um quique no solo dentro da quadra.

Também é possível adaptar o tênis de mesa, o frescobol, a peteca, entre outros. Dependendo da criatividade e do conhecimento dos processos de envelhecimento, podem-se reinventar práticas esportivas que se apresentem interessantes para o grupo de idosos, optando-se por aquelas que "são pautadas pela moderação, pela inexistência do contato físico nos esportes coletivos e a valorização da socialização" (Rodrigues, 2015, p. 56).

O profissional de educação física que atuar com as categorias máster ou sênior deve conseguir distinguir idosos que anteriormente vivenciaram o esporte como atletas e se sentem mais estimulados a participar de equipes e competições daqueles que somente experimentaram essa forma de exercício na educação física escolar. Isso não representa um empecilho para idosos que não foram atletas ingressarem em equipes, mas "pondera-se que o processo de aprendizagem e assimilação das atividades nesta população se dá de forma mais lenta sendo fundamental a ludicidade e a repetição dos movimentos até sua completa compreensão" (Andrade, 2016, p. 50). Ainda com relação à metodologia, o treinamento físico aplicado a equipes idosas competitivas difere do realizado com mais jovens, visando, principalmente, às estratégias de jogo, ao gosto por jogar e à manutenção de habilidades em detrimento da potencialização de valências físicas, por exemplo.

6.4 Treinamento resistido/academia

O treinamento resistido pode ser realizado em diferentes modalidades, como na musculação (treinamento com pesos e equipamentos), na ginástica localizada, na hidroginástica ou no treinamento funcional. "O tipo mais comum e recomendado como mais eficaz para melhora da autonomia funcional é o treinamento com pesos ou musculação" (Almeida; Silva, 2014, p. 90).

Idosos que praticam musculação desenvolvem maior "capacidade de produção de força nos membros inferiores em relação a idosos praticantes de hidroginástica e idosos não praticantes de exercício físico estruturado" (Souza et al., 2014, p. 652). Porém, também há evidência de que o treinamento resistido melhora o equilíbrio e a qualidade da marcha (Gomes; Wischneski; Rox, 2011) e pode contribuir para aumentar a capacidade aeróbica de idosos frágeis, por meio do estímulo ao sistema neuromuscular e cardiorrespiratório (Silva, N. S. L. et al., 2016). Assim, dependendo do modelo de prescrição adotado, é possível obter diferentes resultados com a prática da modalidade, de acordo com as necessidades do idoso.

- **Cuidados específicos**
    - Não se deve deixar o material espalhado pelo chão. Os alunos devem ser orientados a guardá-los no local adequado e, ao mesmo tempo, prestar atenção ao se deslocarem ao lado de colegas que estão se exercitando, evitando choques com equipamentos e barras.
    - Ao usar equipamentos de musculação, deve haver cuidado redobrado na execução. A falta de familiarização do aluno com o treino em equipamentos pode fazer com que os movimentos sejam soltos demais na fase passiva do exercício, perdendo-se o controle do movimento (ex.: cadeira extensora).
    - Algumas vezes, a menor carga do aparelho pode ser elevada para o idoso (ex.: flexora deitado), sendo preferível adaptar o movimento com cargas livres.
    - A presença de deformidades na coluna vertebral com a redução da flexibilidade dos ombros pode tornar exercícios clássicos muito desconfortáveis para idosos (ex.: puxada na polia alta). É preciso avaliar bem a escolha dos exercícios.
    - A atenção deve ser redobrada com idosos frágeis, pois, com a visão periférica reduzida, eles não percebem a extensão de alguns equipamentos na altura da cabeça, assim como por não elevarem o suficiente os pés do chão, ao se deslocarem, podem tropeçar na extensão de objetos no solo. O ambiente amplo com música ou TV ligada pode causar tontura e desequilíbrio quando há o envelhecimento do sistema auditivo. Esses idosos costumam não atentar aos ajustes do equipamento, sendo necessária a presença constante do profissional ao lado deles.

Postura do professor

- Turmas intergeracionais de musculação: se puder escolher, o professor deve ter, no máximo, três alunos idosos por horário, para que possa atendê-los mais adequadamente.
- Turmas específicas de idosos: é indicado limitar o número de alunos por turma para que seja possível atender a todos com tranquilidade e contar com um auxiliar em sala para ajudar na correção e na segurança dos alunos.
- Deve-se procurar utilizar o termo *equipamento* ou *aparelho* em vez de *máquina*, pois os alunos podem associar este último a algo que vai fazer o exercício por eles.
- É importante usar fichas de musculação com linguagem e tamanho de fonte acessível aos alunos idosos. Os alunos devem ser orientados a trazer os óculos para a aula, ao menos até memorizarem o nome e a sequência dos exercícios. Em alguns casos de baixa escolaridade ou analfabetismo, é necessário desenhar o movimento ao lado do nome do exercício.
- Não é recomendado contar todas as repetições e guiar o aluno até cada aparelho, pois tal atitude não estimula a memória, a concentração e a cognição (excluindo-se o caso de idosos frágeis, que necessitam de atenção permanente ao se posicionarem no equipamento).
- Os músculos podem ficar mais fortes, mas as articulações desgastadas não se regeneram. É preciso moderar a carga, diversificar movimentos e explorar amplitudes articulares, evitando-se novos desgastes e dores desnecessárias.

Quadro 6.8 Divisão básica da aula – treinamento resistido/academia

Fase	Duração	Atividades sugeridas
Preparação	5 minutos	Deixar que os alunos se acomodem e conversem.
Aquecimento	5 a 10 minutos	Geral: exercícios cardiorrespiratórios e de ativação muscular geral em bicicleta ergométrica ou esteira. Específico: antes de cada exercício, fazer a mobilização articular e a soltura.
Parte principal	20 a 30 minutos	Desenvolver a sequência de exercícios preparada para cada aluno (ex.: cadeira extensora, voador, agachamento com bola, puxada, flexora em pé, elevação lateral com halteres, panturrilha no espaldar, abdominais no colchonete).
Volta à calma	5 minutos	Exercícios de alongamento e equilíbrio.

- **Materiais de apoio**

Colchonete, bola suíça, bastão, halteres (1 kg a 3 kg), caneleiras (1 kg a 3 kg), equipamentos de musculação, barras e pesos livres.

- A adequação do material depende do grau de funcionalidade do idoso. Algumas vezes, o treinamento resistido é totalmente realizado com pesos livres e materiais alternativos, dispensando-se os equipamentos tradicionais.

- **Dicas**
  - Tradicionalmente, as academias de ginástica convencionais, em que há uma exaltação da forma física, pareciam não ser o local mais apropriado para trabalhar com idosos. No entanto, jovens idosos da atualidade, que vivenciaram as práticas de academia em outros momentos da vida, adaptam-se facilmente ao ambiente.

- O treinamento com pesos realizados em equipamentos de musculação, elaborado de forma tradicional, ou seja, executando-se uma sequência de exercícios para todo o corpo com cargas fixas, "pode reduzir de forma significativa a PAS (pressão arterial sistólica) em idosos até mesmo em períodos relativamente curtos de intervenção (<12 semanas)" (Schiavoni et al., 2017, p. 583).
- "Os exercícios contra uma resistência se aproximam das atividades da vida diária dos idosos melhorando assim a independência funcional desses indivíduos" (Bêta et al., 2016, p. 223). Um fato importante na elaboração das séries de exercícios para essa população é considerar movimentos que tenham uma relação com o cotidiano do idoso.
- "O treinamento resistido progressivo associado a exercícios de alongamento melhora o equilíbrio funcional relacionado ao ambiente, bem como durante a marcha, mesmo após destreinamento" (Gomes; Wischneski; Rox, 2011, p. 134).

6.5 Atividades recreativas

Desenvolver jogos recreativos com idosos – como alternativa de aula e usando-se atividades sistemáticas ou pontuais – proporciona sensações prazerosas que podem "minimizar inibições, além de serem atividades extremamente ativas do ponto de vista físico" (Lima; Silva, 2017, p. 98). Por meio do brincar, estimulam-se as "funções psíquicas, muitas vezes deterioradas, desde o ato da percepção até o da linguagem. As atividades lúdicas podem reduzir os fatores estressores, minimizando a ansiedade e a angústia presentes no cotidiano" (Guimarães et al., 2016, p. 446).

- **Cuidados específicos**
    - É fundamental observar a integridade do local de prática, principalmente para atividades que requerem agilidade, retirando-se obstáculos não intencionais e evitando-se buracos.
    - As tarefas devem ser concebidas e adaptadas de acordo com as limitações do grupo, considerando-se sua capacidade motora e participativa (Castro; Lima; Duarte, 2016).
    - É indicado intercalar atividades mais exigentes com atividades leves para moderar a intensidade total da atividade (Guimarães et al., 2016).

- **Postura do professor**
    - As regras devem ser flexíveis. É importante reduzir a quantidade de regras ou facilitá-las de acordo com o grupo (Fontes; Lucca, 2017).
    - Incentivo ao brincar: o desejado para a atividade deve ser privilegiar a coletividade e a cooperação, e não focar grandes desempenhos (Silva; Jerônimo, 2016).
    - Liberdade de ação ao jogador: o idoso deve ser inserido como coautor na elaboração das atividades, como meio de promover sua autonomia (Castro; Lima; Duarte, 2016).
    - O professor deve procurar atividades em que todos da equipe se alternem na participação, ou seja, deve evitar que o mais apto se prontifique a realizar as tarefas e o menos apto apenas assista.

Quadro 6.9 Divisão básica da aula – atividades recreativas

Fase	Duração	Atividades sugeridas
Preparação	10 minutos	Divisão das equipes, escolha de nome para a equipe e tempo para os integrantes de cada uma conversarem entre si. Explicar como será a atividade, a pontuação e o prêmio.

(continua)

(Quadro 6.9 – conclusão)

Fase	Duração	Atividades sugeridas
Aquecimento	5 a 15 minutos	Exercícios articulares e de alongamento. Atividades em que todos se movimentam ao mesmo tempo para despertar a atenção e o sentimento de socialização (dança da laranja, dança do chapéu), além de estimular o sistema cardiorrespiratório.
Parte principal	40 a 50 minutos	Desenvolver as tarefas propostas, como estafetas, jogos de mesa, dança de salão, quebra-cabeça, jogos adaptados (bola na cesta, voleibol, tênis de mesa), massa de modelar e caça ao tesouro.
Volta à calma	5 a 15 minutos	Integrar os alunos com atividades suaves, como jogo do pisca, massagens, telefone sem fio, contação de histórias e alongamento espelhado. Convocar os capitães das equipes para conferir a pontuação e fazer a premiação.

Materiais de apoio

Fitas coloridas para definir equipes, cones, cordas, arcos, balões, bolas, material de pintura, massa de modelar, jogos de tabuleiro, entre outros.

Dicas

- As estafetas e os jogos recreativos estimulam a lateralidade, o equilíbrio e a agilidade dos idosos (Lima; Silva, 2017).
- Em vez de focar somente o ganho físico do idoso durante a atividade, o professor deve procurar inserir tarefas que "não são predominantemente físicas, mas que também têm grande potencial de promoção do bem-estar, além de estimular cognitiva, afetiva e/ou socialmente" (Fontes; Lucca, 2017, p. 62).
- "Idosos que participam de atividades recreativas nos espaços de grupos de terceira idade conseguem resgatar e

ressignificar sua espontaneidade, por meio da liberdade de expressão, da interação social e do contato com a sua essência" (Silva; Jerônimo, 2016, p. 113).

⋮⋮⋮ *Síntese*

Estrutura da aula de exercícios físicos para idosos – resumo

Fases	Atividades sugeridas em qualquer modalidade
Preparação	1. Deixar os alunos conversarem entre si e estar disponível para interagir com a turma. 2. Selecionar previamente os materiais a serem usados. 3. Observar se o ambiente está apropriado para a prática.
Aquecimento	1. Sempre que possível, utilizar exercícios respiratórios. 2. Exercícios articulares. 3. Explicar aos alunos o que vai ser desenvolvido e por quê. 4. Exercícios de mobilização corporal. 5. Exercícios cardiorrespiratórios (quando couberem).
Parte principal	1. Desenvolver os exercícios de acordo com a modalidade selecionada. 2. Exercícios de coordenação e deslocamento (quando couberem). 3. Exercícios de equilíbrio, sempre que possível. 4. Respeitar a progressão pedagógica e ofertar opções de movimento. 5. Cuidar da técnica de movimento: postura e execução (exceto em atividades criativas: dança e jogos). 6. Incluir momentos de interação com dois ou mais colegas. 7. Desenvolver alguma atividade em grupo (preferencialmente).
Volta à calma	1. Exercícios de alongamento e relaxamento. 2. Conversar com os alunos sobre as opiniões deles a respeito da aula. 3. Estar disponível para interagir com os alunos.

▪ Atividades de autoavaliação

Você assumiu a tarefa de coordenar uma gincana de atividades recreativas e esportivas com equipes de idosos em um centro de esportes. Cada equipe teve orientação de um professor de educação física. Na competição, não bastava cumprir as provas; as equipes ganhavam pontos a cada tarefa realizada em que bem aplicassem os conceitos sobre exercícios físicos para idosos. Nas questões a seguir, determine quem ganhou mais pontos de acordo com a modalidade.

1. Na prova "Apresentação de dança", as equipes deveriam apresentar uma coreografia fácil e divertida. Todos aplaudiram de pé as atividades apresentadas, mas seu olhar deve enfatizar os princípios da dança para idosos. Escolha a alternativa que indica o melhor cumprimento do objetivo:

   a) A equipe azul apresentou uma coreografia de música latina da moda com movimentos acelerados e trocas rápidas de posição. Seus componentes estavam bem animados, mas vários deles não acertavam o ritmo e, por isso, movimentavam pouco o corpo.

   b) A equipe vermelha trouxe músicas da Jovem Guarda em um momento emocionante. Todas as idosas dançavam, cantavam e seguiam os movimentos simples e bem marcados, porém cada uma dançava para si e sem sair do lugar.

   c) As idosas da equipe verde mostraram uma adaptação de música cigana sentadas em cadeiras, visto que uma das componentes usava bengala para se locomover. Elas interagiam umas com as outras pelo olhar, por sorrisos e movimentos improvisados dos braços e das mãos. Em alguns momentos, levantavam e trocavam de lugar, dando apoio ao deslocamento umas das outras pelos passos de dança.

d) A dança circular foi o tema da equipe amarela, que sempre apresenta com sucesso essa mesma coreografia há cinco anos. Como todos do grupo já conheciam os movimentos simples com deslocamentos sincronizados, visualmente ficou perfeita, mesmo não sendo novidade.

e) Por último, foi a vez da equipe lilás. Todas pareciam muito ansiosas e com medo de errar, o que tirou um pouco da diversão do momento. A música sertaneja preferida estava na ponta da língua, mas as idosas pareciam estar preocupadas com a sequência de movimentos, o que fez a apresentação ser menos natural e empolgante.

2. As estafetas começaram! Logo na primeira prova, as equipes foram desafiadas a participar do "Telefone sem fio". A tarefa consistia em decorar uma frase e transmiti-la ao ouvido de outro colega sucessivamente, do primeiro até o último, que deveria transmitir a mensagem ao coordenador da gincana. Considerando-se as situações expostas nas alternativas a seguir, qual equipe teve o melhor desempenho de acordo com as características ideais de atividades recreativas para idosos?

a) A equipe azul terminou antes, mas foi orientada pelo professor a pular as alunas com limitações auditivas, pois elas poderiam atrapalhar a prova.

b) A equipe vermelha terminou com uma frase nada parecida com a original, fazendo todos darem risadas, mas cumpriu a regra de passar a mensagem entre todos da equipe.

c) Na equipe verde, as idosas pararam no meio da mensagem, pois o professor ficava interferindo na mensagem que as outras passavam, para não perder a prova.

d) A equipe amarela não entendeu a prova, pois a idosa posicionada no início do "telefone sem fio" nunca fez essa brincadeira e ninguém explicou a ela o que deveria fazer.

e) Na equipe lilás, ao verem que a equipe azul havia terminado antes, as idosas ficaram bravas por terem perdido e foram orientadas pelo professor a não falar a frase final para "não passar vergonha à toa".

3. Para a prova "Voleibolão", uma cortina é erguida no lugar da rede, e uma equipe não vê a outra, só vê a bola quando esta passa por cima da cortina até sua quadra. A bola utilizada é de plástico leve e maior que a de voleibol. Os próprios idosos determinam as regras – quantos toques, se vale quicar a bola ou se pode segurá-la. Os professores responsáveis pelas equipes organizaram os idosos na quadra para a atividade. Selecione a alternativa que representa o comportamento mais adequado a um professor na aplicação de jogos recreativos a idosos:

a) O professor da equipe azul deixou os alunos com dificuldades visuais mais próximos da rede para eles não atrapalharem os colegas.

b) O professor da equipe vermelha pediu aos alunos com dificuldades visuais e motoras que não participassem da atividade.

c) O professor da equipe verde fez questão de definir as regras antes para que todos jogassem sob as mesmas condições.

d) O professor da equipe amarela orientou seus alunos para se posicionarem como quisessem, estimulando a participação de todos durante a atividade, mesmo daqueles menos capazes.

e) O professor da equipe lilás gritava comandos o tempo todo, pedindo aos alunos que fizessem o que ele acreditava ser o certo para ganhar o jogo.

4. A fim de acalmar os idosos após a correria, cada equipe deveria apresentar uma postura livre de equilíbrio estático unipodal, devendo permanecer o maior tempo possível nessa posição. Assinale a estratégia com mais elementos facilitadores do equilíbrio para idosos e que provavelmente venceu a prova:

   a) A equipe azul não fez nenhuma preparação prévia, reuniu-se rapidamente e logo apresentou um equilíbrio estático individual simples, mas não foi a equipe que permaneceu mais tempo em equilíbrio.
   b) A equipe vermelha realizou exercícios articulares e testou alguns equilíbrios antes da prova. Apresentou uma postura individual, todos de frente para o coordenador.
   c) A equipe verde fez a preparação com exercícios cardiorrespiratórios e apresentou um equilíbrio em duplas, mas que não foi efetivo, pois as alunas estavam muito agitadas.
   d) A equipe amarela distribuiu os idosos em duplas, reunindo, em cada dupla, um aluno com mais dificuldades de equilíbrio e um com mais facilidade, mas não conseguiu um bom tempo de atividade, pois algumas duplas não estavam muito entrosadas.
   e) A equipe lilás fez aquecimento com movimentos articulares, exercícios respiratórios e de concentração. Apresentaram-se em círculo, dando as mãos.

5. Para finalizar a grande gincana, todas as equipes foram para a piscina de hidroginástica. Cada professor apresentou um trecho de aula para realizarem juntos. Considere as situações a seguir e assinale qual professor teve a melhor participação nessa prova:

   a) O professor da equipe azul estava "ligado na tomada" e iniciou o aquecimento da atividade colocando todos para pular no lugar, dentro da piscina, ao som de música eletrônica.

b) O professor da equipe vermelha aplicou uma sequência de movimentos que trocava a cada oito batimentos da música nacional utilizada, conhecida de seus alunos.

c) O professor da equipe verde fez com que todos formassem quartetos e se dessem as mãos para executar saltitos e chutes, que variavam de velocidade a cada um minuto de música.

d) O professor da equipe amarela utilizou espaguetes para flutuação, mas não havia material suficiente para todos, então fez com que os idosos que ficaram sem espaguete fizessem movimentos parecidos com os da aula usando halteres de hidroginástica.

e) A parte final da aula ficou com o professor da equipe lilás, que colocou uma música lenta triste e pediu a cada um que alongasse seu corpo conforme a necessidade.

Atividades de aprendizagem

Questões para reflexão

1. Ponderando sobre o comportamento dos professores que acompanharam as equipes, descrito nas atividades anteriores, aponte ao menos duas falhas e dois acertos na forma como aplicaram as atividades com seus grupos.

2. De acordo com as características das atividades para essa faixa etária, que outras atividades você incluiria na próxima edição da gincana para idosos? Que aspectos devem ser considerados ao criar provas de gincana para esse público?

Atividade aplicada: prática

1. Crie o regulamento para a segunda edição da gincana. Lembre-se das falhas e dos acertos das equipes mencionadas nas atividades anteriores e das características esperadas para as tarefas com idosos.

Considerações finais

O aumento da longevidade nos desafia continuamente. Por um lado, há a possibilidade de vivermos maior quantidade de experiências variadas, se desejarmos, usufruindo de uma velhice saudável, que começa a se tornar aparente em idades cada vez mais avançadas. Por outro, quanto mais vivemos, mais estamos expostos às consequências de nossas escolhas de vida, nem sempre condizentes com o que é preconizado como saúde, isto é, o sedentarismo, o tabagismo, a alimentação desregrada, os abusos físicos e os emocionais. Contudo, não podemos esquecer que aquele que envelheceu, o idoso, não deixou de ser um indivíduo pleno, com sua personalidade, seu julgamento, suas crenças, seus traumas e suas histórias. A interação entre corpo, mente e emoção é bastante evidente no aluno idoso. Dessa forma, a primeira conclusão sobre a educação física com idosos é que **não há como dissociar uma prática física dos elementos psicológicos envolvidos**: é preciso que a atividade seja eficiente em termos fisiológicos, biomecânicos, cognitivos e neuroafetivos, mas que também seja prazerosa, motivadora e socializadora. Trata-se de despertar no idoso um estado de prontidão física, social e emocional para a realização da atividade que favoreça a adesão aos programas regulares de exercícios físicos e, com isso, a aquisição de seus benefícios.

O segundo aspecto primordial está alinhado com um dos princípios que devem ser considerados no treinamento físico: a **individualidade**. Todas as variáveis físicas, psicológicas, emocionais ou sociais geram um processo de envelhecimento diferente para cada indivíduo. Portanto, não existem receitas prontas de como exercitar esta ou aquela valência física. As recomendações dadas pelos pesquisadores da área e as sugestões descritas neste livro **devem ser adaptadas** considerando-se o nível de funcionalidade de cada um, a presença de doenças crônicas e outras limitações ou possibilidades do aluno idoso. Os resultados obtidos pelos programas de treinamento devem ser avaliados com a ciência de que nem todos os alunos vão progredir da mesma forma em face dos estímulos apresentados. A evolução do idoso deve ser sempre referente a ele mesmo em outro momento do envelhecimento (estado recente, e não quando jovem). Ser idoso não significa ser frágil, assim, de acordo com a individualidade, ele pode realizar atividades de moderadas a intensas, inclusive modalidades competitivas, se for de seu interesse, e vivenciar benefícios decorrentes dessas práticas.

Como terceira informação relevante, é preciso destacar que a postura didática do profissional na forma de conduzir a atividade e as orientações dadas para esse público devem respeitar a identidade e a experiência do idoso, **evitando-se infantilizações e protecionismos**. O foco é ensinar as pessoas a lidar com seu corpo envelhecido, explorando suas possibilidades. Isso inclui conseguir diferenciar quando é necessário oferecer segurança em uma atividade ou quando não se deve auxiliar o idoso diante de um desafio proposto, sendo mais adequado estimular sua autonomia e sua independência.

Por fim, o trabalho com o público idoso é imensamente gratificante. Pequenas melhoras na capacidade física ou no estado emocional dos alunos são recompensadas com genuínas demonstrações de carinho e apreço. É emocionante poder fazer tanta diferença na vida dessas pessoas, com avanços tão sutis em sua condição física. Para os idosos, a aula de educação física pode ser um momento muito esperado do dia, se o profissional souber aplicar os conhecimentos contidos neste livro. Mas, além disso, é preciso ter consciência da importância de estar continuamente se atualizando e se aprofundando nas áreas de estudo mais necessárias à prática. Cada aluno idoso, sendo único em sua experiência de envelhecimento em todas as facetas, acrescenta ao profissional atento um universo de conhecimentos e possibilidades. De um modo introspectivo, desperta nesse educador a ideia de que tipo de idoso quer ser no futuro – como está se preparando física, psicológica e socialmente para desfrutar de autonomia e qualidade de vida até os 100 anos ou além.

Glossário

AAVDs (atividades avançadas da vida diária): atividades que se referem a ações necessárias para se viver sozinho, sendo específicas para cada indivíduo. Incluem a manutenção das funções ocupacionais e recreativas e a prestação de serviços comunitários.

Aeróbicas (atividades ou exercícios): atividades que requerem oxigênio livre no processo respiratório celular.

Afetividade: conjunto de fenômenos psíquicos que se manifestam sob a forma de emoções, sentimentos e paixões, acompanhados sempre da impressão de dor ou prazer, de satisfação ou insatisfação, de agrado ou desagrado, de alegria ou tristeza.

Agilidade: capacidade que requer uma combinação entre força e coordenação. Tem como objetivo aprimorar a resposta do tempo de reação de um movimento preestabelecido.

AIVDs (atividades instrumentais da vida diária): atividades que englobam as AVDs e incluem tarefas essenciais para a manutenção da independência, como utilizar medicamentos, meios de transporte e telefone, fazer compras, preparar as refeições, limpar a casa e lavar a roupa.

Alongamento balístico: técnica que envolve um movimento de ressalto no qual contrações repetitivas do músculo agonista são utilizadas para produzir alongamentos rápidos dos músculos antagonistas.

Alongamento dinâmico: técnica para aumentar a flexibilidade em que se usam balanceamento e oscilações das partes envolvidas.

Alongamento estático: técnica para aumentar a flexibilidade em que se mantém uma posição com o músculo desejado em sua maior extensão possível.

Alongamento passivo: tipo de exercício de mobilidade em que se realiza um alongamento manual, mecânico ou de posicionamento nos tecidos moles e no qual a força é aplicada em oposição à direção do encurtamento.

Amplitude articular: deslocamento angular por meio do qual dois segmentos adjacentes se movem.

Anabolismo: fase construtiva do metabolismo; processo pelo qual as células vivas transformam substâncias simples em compostos mais complexos.

Anamnese: história colhida pelo terapeuta sobre problemas de saúde do paciente; levantamento detalhado dos antecedentes fisiológicos e patológicos do doente e de seus familiares, com a finalidade de facilitar o diagnóstico.

Andropausa: diminuição progressiva das funções sexuais masculinas decorrentes de involução glandular; corresponde à menopausa da mulher.

Aorta: principal e a mais calibrosa artéria da circulação sistêmica; nasce do ventrículo esquerdo do coração e transporta sangue arterial para suprir todo o corpo humano.

Assoalho pélvico: conjunto de músculos, fáscias e ligamentos que sustentam a bexiga, o reto, os órgãos reprodutores femininos e a próstata no homem. Dessa forma, está relacionado às funções sexuais e excretoras, como o controle dos esfíncteres urinário e anal.

Atividade física: totalidade de movimentos executados no contexto do esporte, da aptidão física, da recreação, da brincadeira, do jogo e do exercício. Num sentido mais restrito, é todo movimento corporal, produzido por músculos esqueléticos, que provoca gasto de energia.

Atividade física laboral: atividades físicas realizadas em decorrência do trabalho ou de ocupação remunerada.

Autonomia: capacidade ou possibilidade de exercer o controle sobre as próprias decisões e sobre as próprias ações.

AVDs (atividades básicas da vida diária): atividades de autocuidado, como banhar-se, alimentar-se, entrar na cama e sair dela, ir ao banheiro, vestir-se e fazer pequenos deslocamentos.

Baixo impacto (exercícios): exercícios realizados com apoio de um ou dos dois pés no solo durante todas as fases do movimento.

Biomecânica: ciência que trata da mecânica do organismo vivo, especialmente das alavancas do esqueleto e das forças aplicadas sobre ele pelos músculos e pela gravidade; funcionamento mecânico das estruturas osteomioligamentares, analisadas separadamente ou em conjunto.

Brônquio: um dos ramos primários da traqueia ou os respectivos ramos no interior do pulmão.

Caloria: quantidade de calor necessária para elevar 1 °C a temperatura de 1 g de água (de 36,5 °C a 37,5 °C).

Canais semicirculares (ouvido): três tubos em forma de alça no labirinto membranoso do ouvido que formam ângulos retos entre si e se comunicam com o utrículo.

Capilar: minúsculo vaso sanguíneo que liga as menores ramificações arteriais com as venosas, ou um dos vasos linfáticos, responsáveis pela troca de gases, nutrientes e catabólitos entre a célula e o sangue, e vice-versa.

Cartilagem articular: cartilagem de revestimento das articulações cartilagíneas, avascular e sem nervos, resistente e elástica.

Centro de força (core): relacionado aos músculos que estabilizam o tronco, sustentando a coluna e os órgãos internos, entre eles o transverso do abdômen, os glúteos, o assoalho pélvico e o quadrado lombar.

Centro de gravidade: ponto dentro de um objeto onde se pode considerar que toda a massa, ou seja, o material que constitui o objeto, esteja concentrada.

Cianose: coloração azul ou azulada da pele, produzida por uma oxigenação insuficiente do sangue.

Ciclo circadiano: o período compreendido em 24 horas ou ritmo de vida.

Cifose: curvatura angular da espinha com a convexidade da curva sendo posterior, habitualmente localizada na região torácica e envolvendo poucas ou muitas vértebras.

Cinemática: estudo do movimento. Na cinemática, estudam-se o deslocamento, a velocidade e a aceleração e não se especifica a natureza da partícula ou objeto cujo movimento está sendo estudado, nem há preocupação com as forças que causam a aceleração.

Cinética: a descrição do movimento humano em termos de força, que pode ser interna ou externa.

Cintura pélvica: os dois ossos da coxa unidos na sínfise púbica que constituem o sustentáculo do tronco sobre os membros inferiores.

Circuitos (exercícios): programa de treinamento que usa exercícios ou atividades selecionados realizados em sequência.

Cóclea (ouvido): porção da parte petrosa do osso temporal, que abriga os labirintos membranosos e ósseos, ou seja, os órgãos essenciais da audição.

Colágeno: proteína estrutural constituinte do tecido conjuntivo e da substância orgânica dos ossos e das cartilagens; permite maior elasticidade aos músculos durante os exercícios.

Complacência: grau de distensibilidade de estruturas elásticas, como vasos sanguíneos, coração ou pulmões; a baixa complacência é equivalente à rigidez, e a alta complacência, à pronunciada distensibilidade.

Composição corporal: conjunto dos componentes corporais, expressos basicamente em massa magra e massa gorda, e sua proporção no corpo.

Condicionamento físico: criação de melhores condições fisiológicas por meio do exercício físico; aumento da capacidade energética com um programa de trabalho.

Condrócito: célula cartilaginosa.

Consciência corporal: aptidão do sujeito para reconhecer ou controlar o corpo.

Consumo máximo de oxigênio (VO_2 máx.): quantidade máxima de oxigênio consumida por minuto; a potência ou a capacidade do sistema aeróbio ou de oxigênio.

Contração muscular concêntrica: tipo de contração isotônica na qual haverá a aproximação das inserções das extremidades do músculo agonista.

Contração muscular excêntrica: tipo de contração isotônica na qual haverá o afastamento das inserções das extremidades do músculo agonista.

Contração muscular isométrica: contração que envolve a manutenção do comprimento muscular.

Coordenação: capacidade de usar de forma eficiente o aparato motor que resulta na realização de uma sequência de movimentos com um máximo de eficiência e economia.

Córtex cerebral: parte do cérebro responsável por funções mentais, movimento, funções viscerais, percepção, reações de comportamento e integração e associação dessas funções.

Cuidador: indivíduo responsável pelos cuidados básicos do paciente, como higiene pessoal, alimentação e administração de medicamentos.

Débito cardíaco: quantidade de sangue bombeado pelo coração ou, mais especificamente, pelo ventrículo esquerdo no decorrer de um minuto.

Degeneração: queda para uma condição inferior; piora repressiva de um estado físico, mental ou moral.

Demência: conjunto de sintomas caracterizados por lenta e progressiva perda de funções mentais em virtude de lesões ou destruições graduais do sistema nervoso central, envolvendo especialmente o cérebro humano e comprometendo funções mentais, como raciocínio, memória, razão e planejamento.

Dendrito: processo de ramificação do protoplasma que conduz os impulsos para o corpo de uma célula nervosa.

Dependência funcional: condição física que faz o idoso necessitar de auxílio de outra pessoa para a execução de tarefas básicas da vida diária.

Derme: camada mais interna da pele, com fibras finas de elastina e colágeno, glândulas sudoríparas, sebáceas, unhas, pelos e melanócitos.

Descanso ou intervalo ativo: realização de alguma movimentação específica de menor exigência física entre as séries de exercícios programados.

Descanso ou intervalo passivo: não realização de movimentação entre as séries de exercícios programados.

Descontração: fenômeno neuromuscular resultante de uma redução de tensão na musculatura esquelética.

Desidratação: estado corporal em que a quantidade de líquidos ingerida é inferior àquela que é eliminada pela urina, na respiração, na transpiração e pelas fezes.

Desidratação do disco intervertebral: alteração que faz com que o disco perca altura, diminuindo o espaço entre dois corpos vertebrais vizinhos. Causa uma compressão das estruturas vizinhas locais, proporcionando, com os anos, o aparecimento de estenose entre dois corpos vertebrais e nas facetas articulares, além de produzir um engrossamento dos ligamentos locais.

Desnutrição: deficiência de nutrientes que compromete o adequado estado nutricional do indivíduo.

Diabetes: doença crônica hereditária ou adquirida, resultante de uma disfunção do pâncreas, que envolve o metabolismo de carboidratos.

Difusão: movimento de moléculas que fluem de uma zona de alta concentração para outra de baixa concentração; dispersão.

Doença de Alzheimer: doença degenerativa e progressiva que provoca atrofia do cérebro, levando à demência em pacientes idosos.

Doenças agudas: doenças de caráter imediato que acometem abruptamente a saúde do indivíduo.

Doenças autoimunes: doenças caracterizadas pela ação dos anticorpos contra as próprias células e estruturas corporais do indivíduo.

Doenças crônicas: doenças que acometem a saúde do indivíduo de maneira lenta e progressiva, podendo ser precedidas de um surto agudo ou não.

Elastina: o terceiro componente proteico do tecido conjuntivo, junto com a queratina e o colágeno; tem grande elasticidade.

Empatia: identificação de um sujeito com outro; estado em que alguém, por suas próprias especulações ou sensações, coloca-se no lugar de outra pessoa, tentando entendê-la.

Endocárdio: membrana interna do coração que recobre as cavidades cardíacas.

Energia: capacidade de efetuar um trabalho; representada pela letra E.

Envelhecimento: processo que acontece com um organismo com o passar do tempo.

Envelhecimento osteoarticular: alterações ósseas, articulares e do músculo esquelético provocadas pela passagem do tempo.

Envelhecimento patológico: alterações fisiológicas do envelhecimento esperado, acrescidas de resultantes do desenvolvimento de doenças (patologias).

Epiderme: camada mais externa da pele composta da sobreposição de células cutâneas, que são trocadas diariamente.

Equilíbrio corporal: habilidade para manter o centro de gravidade do corpo sobre a base de suporte.

Equilíbrio dinâmico: uso pertinente de informações internas e externas para reagir a perturbações de estabilidade e ativar os músculos a trabalhar em coordenação, de modo a prevenir mudanças no equilíbrio.

Equilíbrio estático: capacidade de manter o controle da oscilação postural durante uma posição imóvel.

Equilíbrio hidroeletrolítico: manutenção da igualdade fisiológica entre o consumo e as perdas de água e eletrólitos.

Equilíbrio recuperado: ação conjunta dos sistemas sensoriais; visão, ouvido interno e percepção somatossensorial perante a perturbação da estabilidade.

Escala de percepção do esforço: escala que gradua o esforço subjetivo informado pelo avaliado.

Espaço pulmonar morto: parte das vias respiratórias condutoras de ar que não participam das trocas gasosas.

Esperança de vida ao nascer: número aproximado de anos que um grupo de indivíduos nascidos no mesmo ano poderá viver, se mantidas as mesmas condições desde o nascimento.

Estímulo nervoso: alteração físico-química passageira na membrana de uma fibra nervosa, que transita rapidamente ao longo da fibra até sua terminação, onde determina a excitação de outras células nervosas, musculares ou glandulares, em conformidade com as conexões e as funções do referido nervo.

Excitabilidade muscular: capacidade inerente do músculo de reagir aos estímulos por uma contração.

Exercício físico: trabalho muscular com o objetivo de preservar, acrescentar ou restaurar a perícia física ou a capacidade funcional do organismo, dotado de regras e fundamentos específicos.

Exercício isométrico: exercício realizado sem movimento das articulações com contrações musculares estáticas.

Exercício isotônico: exercício realizado com movimentação articular, que alterna contrações musculares concêntricas e excêntricas.

Exercício resistido: qualquer exercício no qual uma carga ou um peso produzindo uma força externa resista à força interna gerada por um músculo enquanto ele se contrai.

Exercícios cardiorrespiratórios: exercícios que produzem um aumento da frequência cardíaca e o consequente aumento do volume de oxigênio; seu objetivo é promover resistência física pelo fortalecimento cardiovascular.

Facilitação neuromuscular proprioceptiva: estimulação dos proprioceptores para aumentar a demanda feita ao mecanismo neuromuscular, a fim de obter e simplificar suas respostas; técnica de alongamento que envolve combinação de contrações e alongamentos alternados; facilitação neuromuscular proprioceptiva.

Fadiga muscular: diminuição da capacidade funcional de um músculo ou de um grupo de músculos pela sobrecarga de uso.

Fáscia: tecido conjuntivo fibroso, resistente, formado pelas aponeuroses dos músculos, delimitando grupos musculares em relação às demais estruturas locais.

Fatores endógenos: características ou variáveis de origem interna.

Fatores exógenos: características ou variáveis de origem externa.

Feedback: terminologia inglesa que se refere à retroalimentação sobre determinado evento ocorrido anteriormente.

Fibra muscular: conjunto de fascículos musculares; unidade funcional dos músculos.

Fibra muscular tipo II: fibra branca de contração rápida, diretamente relacionada à diminuição da força muscular no envelhecimento.

Fibrose intersticial: reação tecidual caracterizada por formação de grande quantidade de fibras colágenas e elásticas, que substituem o tecido normal.

Flexibilidade (característica psicológica): capacidade de se adaptar facilmente aos acontecimentos.

Flexibilidade muscular: qualidade física que condiciona a capacidade funcional das articulações de se movimentarem dentro dos limites ideais de determinadas ações.

Folículo piloso: estrutura epitelial que contém um pelo, geralmente com uma glândula sebácea anexada.

Força dinâmica: condição de força relacionada ao trabalho muscular isotônico ou isocinético.

Força estática: condição de força relacionada ao trabalho muscular isométrico.

Força explosiva: habilidade motora utilizada nos esportes; potência, produto da força pela velocidade de um movimento.

Frequência cardíaca (FC): número de sístoles ocorridas em um minuto.

Fuso muscular: proprioceptor encontrado nos músculos esqueléticos; sinaliza o comprimento do músculo e a velocidade do movimento e detecta as modificações no comprimento das fibras musculares extrafusais pela contração, enviando essas informações para o sistema nervoso central (SNC), onde são gerados reflexos para manter a postura do corpo e regular as contrações dos músculos envolvidos nas atividades motoras.

Gerontologia: ramo da ciência que estuda o envelhecimento.

Ginástica: exercícios físicos sistemáticos para manter ou restaurar a saúde corporal.

Glândulas: células, tecido ou órgão que elaboram e descarregam uma substância a ser usada em outra parte do organismo ou eliminada.

Glândulas sebáceas: glândulas secretoras de sebo.

Glândulas sudoríparas: glândulas secretoras de suor.

Glicosaminoglicana: polissacarídeo responsável pela lubrificação das fibras de colágeno.

Glicose sanguínea: presença ou taxa de glicose no sangue.

Halteres: materiais que se compõem de duas esferas idênticas ligadas por uma haste curta.

Heterogêneo: de natureza diferente, desigual.

Hidroginástica: ginástica realizada no meio líquido; exercícios aquáticos.

Hipertensão: tensão excessiva; termo geralmente empregado em referência à pressão sanguínea alta.

Hipertrofia: aumento de tamanho de um órgão, independentemente do crescimento natural; em razão do aumento de volume de suas células constituintes, geralmente indica o aumento da capacidade funcional que o acompanha.

Hipófise: pequena glândula endócrina, de forma redonda, pesando em média 0,5 g, alojada na sela túrcica do osso esfenoide e ligada por um pedúnculo ou haste ao soalho do terceiro ventrículo do cérebro.

Hiponatremia: redução do volume plasmático de sódio; tem como sintomas: dor de cabeça, náusea, vômito, confusão mental, distúrbios respiratórios e, em casos graves, delírio, perda de consciência e morte.

Hipotálamo: porção do diencéfalo que forma o assoalho e parte das paredes laterais do terceiro ventrículo; os núcleos dessa área exercem controle sobre atividades fundamentais do organismo, como o sono, o metabolismo e a temperatura corporal.

Hipotensão: tensão diminuída ou anormalmente baixa; termo usualmente empregado em referência à baixa pressão do sangue.

Hipotermia: diminuição excessiva da temperatura normal do corpo.

Homeostase: manutenção de estados de equilíbrio no organismo por processos fisiológicos coordenados; estado de equilíbrio orgânico.

Hormônio: produto químico específico de um órgão ou de certas células de um órgão, transportado pelo sangue ou por outros líquidos do organismo, apresentando um efeito regulador específico sobre células distantes de sua origem.

Impulsão: movimento potente com a finalidade de ejetar o corpo para a frente, para trás, para cima ou para o lado.

Inervação: distribuição de nervos em uma região do corpo ou em um órgão ou parte dele.

Insônia: distúrbio do sono caracterizado pela ausência anormal de sono.

Insulina: hormônio segregado pelo pâncreas, cuja falta ou produção deficiente causa a diabetes.

Interdisciplinaridade: no trabalho com o idoso, a atuação de vários profissionais de diferentes áreas do conhecimento, integrando-se ações e ideias.

Ioga (ou yoga): sistema místico-filosófico da Índia antiga; tem como objetivo o domínio absoluto do espírito sobre a matéria e a união com a divindade, mediante exercícios corporais.

Isostretching: técnica que consiste na manutenção de posturas de alongamento durante uma expiração prolongada enquanto o indivíduo realiza uma contração isométrica excêntrica da musculatura vertebral profunda.

Junção mioneural: ponto de união de um nervo motor com o músculo por ele inervado.

Labirintite: inflamação do labirinto do ouvido interno.

Lateralidade: tendência de um indivíduo ser mais eficiente no uso de um dos lados do corpo; concentração de determinada função mental em um dos hemisférios cerebrais.

Lian gong (lian kung): prática corporal chinesa que alia conhecimento milenar com técnicas modernas de medicina integrativa, desenvolvido com base em duas sequências de 18 exercícios suaves.

Lipofuscina: pigmento constituído por fosfolipídeos e proteínas que determina a idade celular. É produzido pela auto-oxidação induzida por radicais livres e seu aumento está associado à doença de Alzheimer e ao Parkinson.

Longevidade: tempo transcorrido entre o nascimento e a morte; difere de idoso para idoso de acordo com os padrões de desenvolvimento e maturação.

Lordose: curvatura da coluna de convexidade anterior.

Marcha (exercício): passada regular, assegurando, por sua repetição sucessiva, a progressão regular e do corpo.

Massa magra: massa corporal restante depois de subtraída a gordura corporal; tecido ativo disponível.

Massa óssea: quantidade de osso no corpo.

Melanócito: célula que produz um pigmento escuro, a melanina; responsável pela pigmentação da pele e dos cabelos.

Menopausa: fase da vida sexual feminina caracterizada pela interrupção definitiva das menstruações, por exaustão da função ovariana.

Metabolismo: conjunto dos processos de trocas de substâncias e transformações de energia que tem lugar nos seres vivos.

Microcirculação: fluxo de sangue em todo o sistema de vasos minúsculos.

Miocárdio: músculo cardíaco que forma as paredes do coração.

Mobilidade: estágio primário do controle motor, distinguido por movimentos casuais de completa amplitude, baseados em reflexos; possibilidade de realizar movimentos ativos.

Morbidade: medida da frequência de determinada doença, independentemente de sua evolução, ou seja, cura, morte ou cronicidade.

Mortalidade: número de indivíduos egressos da população em razão de morte.

Multidisciplinaridade: no trabalho com o idoso, a atuação de profissionais de diferentes áreas do conhecimento, mas nem sempre com a preocupação de integrar as ações de todos.

Musculação: exercícios realizados com alguma forma de resistência aos movimentos, por serem mais produtivos quando se deseja aumentar a massa muscular.

Musculatura agonista: músculo ou grupo muscular que está se contraindo e é considerado o principal músculo, produzindo movimento articular ou mantendo uma postura.

Musculatura antagonista: músculo ou grupo muscular que tem ação anatômica oposta à do agonista.

Nervo periférico: nervo que compreende fibras nervosas dispostas em feixes chamados *fascículos*. Cada fascículo pode conter desde poucas fibras até centenas delas, dependendo do tamanho do nervo e das estruturas que ele supre; qualquer nervo que constitui uma ramificação do sistema nervoso central.

Neuromuscular: referente tanto a nervos como a músculos.

Neurônio motor: o neurônio motor inferior ou o neurônio motor superior.

Neurônio motor inferior: neurônio aferente cujo corpo celular se situa na coluna cinzenta anterior da medula espinal ou nos núcleos do tronco cerebral e cujo axônio se dirige, por um nervo periférico, para um músculo esquelético.

Neurônio motor superior: qualquer neurônio eferente descendente com o corpo celular no córtex motor, essencial para a atividade muscular voluntária delicada.

Órgão tendinoso de Golgi: proprioceptor localizado no interior dos tendões musculares, responsável pelo controle da tensão e do relaxamento do músculo.

Oscilações (exercício): vacilação ou vibração; movimento trêmulo.

Osteoblasto: qualquer das células de origem mesenquimatosa responsável pela formação de tecido ósseo.

Osteoclasto: células multinucleadas responsáveis pela reabsorção óssea.

Osteopenia: qualquer estado em que existe menos osso do que normalmente.

Osteoporose: perda de tecido ósseo; desmineralização óssea; desequilíbrio da atividade entre osteoblastos e osteoclastos.

Ouvido: órgão da audição, que consiste no ouvido externo, no ouvido médio e no ouvido interno ou labirinto.

Personal trainer: profissional que programa e aplica o treinamento individualizado.

Pesos livres (musculação): materiais, como halteres, anilhas e barras, que não estão fixos em forma de equipamentos.

Pilates: método de treinamento físico concentrado na individualização do programa de acordo com o estado funcional de cada um. Desenvolve consciência corporal, força, flexibilidade e controle corporal.

Plano anatômico (exercícios): cada um dos três planos, perpendiculares uns aos outros, que permitem definir as três dimensões do corpo humano colocado em posição anatômica.

Plasticidade: processo de reparação celular aplicada aos neurônios que confere a capacidade de desenvolver e criar novas sinapses.

Potência muscular: quantidade de trabalho mecânico realizada num intervalo de tempo.

Prevalência: frequência de ocorrência.

Processo xifoide: processo alongado que se projeta caudalmente da extremidade inferior do esterno, entre as cartilagens das sétimas costelas.

Progressão pedagógica: desconstrução dos exercícios em etapas que avançam ou aumentam gradativamente de complexidade até a execução completa do exercício original.

Propriocepção (exercícios): sensibilidade que informa sobre a atividade própria do corpo, como nas sensações cinestésicas e posturais.

Receptores: órgãos sensoriais especializados que transformam o estímulo mecânico, térmico, químico ou elétrico em mensagens aferentes.

Reflexo barorreceptor: reação estereotipada mediada pelo sistema nervoso às alterações da pressão.

Resiliência: capacidade de retornar ao equilíbrio emocional depois de sofrer grandes pressões ou estresse; permite lidar com problemas sob pressão ou estresse mantendo-se o equilíbrio emocional.

Resistência muscular localizada: capacidade do músculo ou grupo muscular de resistir ao maior tempo ou ao maior número de repetições possíveis.

Ritmo: qualidade física que se explica por um encadeamento dinâmico energético do movimento, com alternância da tensão e do repouso.

Sacos alveolares: sacos constituídos por diversos alvéolos.

Sáculo (ouvido): vesícula existente no vestíbulo membranoso do ouvido médio.

Sarcopenia: perda de massa muscular comumente encontrada ao envelhecer. Resume-se a alterações na composição muscular que diminuem a força e a potência, levando ao enfraquecimento generalizado.

Senescência: envelhecimento normal, gradual, progressivo e marcado por alterações da idade.

Senilidade: envelhecimento marcado por patologias e aumento do risco de mortalidade.

Septo interventricular: membrana divisória entre as duas cavidades cardíacas chamadas *ventrículos*.

Série (musculação): num programa intervalado, grupo de intervalos de trabalho e de recuperação.

Sinapse: contato de uma célula nervosa com outra, pelo qual são transmitidos os impulsos nervosos.

Sistema nervoso central (SNC): parte do sistema nervoso que tem um envoltório ósseo, constituído pelo encéfalo e pela medula espinal.

Sistema nervoso periférico: parte do sistema nervoso que emerge do sistema nervoso central, como os nervos periféricos e cranianos.

Sistema vestibular (ouvido): sistema que controla a posição vertical da cabeça; é constituído de um receptor sensitivo, o labirinto membranoso, e de um centro nervoso, os núcleos vestibulares, e tem praticamente toda a musculatura tônica postural sob seu controle.

Somatopausa: condição natural do envelhecimento caracterizada pela redução da excreção de hormônio do crescimento (GH) e fator de crescimento semelhante à insulina tipo 1 (IGF-1), levando ao menor anabolismo celular.

Sudorese: transpiração excessiva.

Tai chi chuan: técnica oriental chinesa considerada uma meditação em movimento. Obedece aos princípios de reconhecer os polos opostos, respiração e fluidez de movimentos.

Tecido subcutâneo: camada de tecido conjuntivo frouxo e células de gordura que se localiza abaixo da pele; também contém capilares, terminações nervosas e folículos pilosos.

Tecidos conectivos: conexão dos músculos aos ossos; tecido conjuntivo.

Tendão: corda forte e branca de colágeno, composta de fibras elásticas, que conecta um músculo com um osso; transmite as forças geradas pela contração muscular aos ossos.

Termorregulação: regulação da temperatura pela regulação da produção ou perda de calor do organismo com o meio ambiente.

Tireoide: glândula localizada no pescoço que participa ativamente no processo de formação das proteínas e na atividade das células. Basicamente regula o metabolismo dos tecidos.

Toxina: proteína, produzida durante o metabolismo e o crescimento de certos microrganismos, animais e plantas, capaz de provocar a formação de anticorpos ou antitoxinas.

Túnica elástica: camada mais inferior de um vaso sanguíneo ou linfático; forma o endotélio, um revestimento liso dos vasos que proporciona um atrito mínimo com o sangue.

Unidade motora: conjunto constituído pelo motoneurônio e todas as fibras que ele inerva.

Utrículo (ouvido): vesícula que compõe o vestíbulo membranoso do labirinto, junto ao sáculo, no qual desembocam os canais semicirculares, que contêm a endolinfa, atuando na manutenção do equilíbrio corporal.

Valgismo: derivado de *valgo*, quando um membro ou a parte de um membro se desvia para fora da posição esperada em relação ao eixo do corpo.

Valvas (ou válvulas): estruturas formadas basicamente por tecido conjuntivo que se encontra à saída de cada uma das quatros câmaras do coração. Interpõem-se entre átrios e ventrículos, bem como nas saídas das artérias aorta e pulmonar.

Velocidade de deslocamento: capacidade de se deslocar em uma distância predeterminada no menor espaço de tempo e com eficiência.

Velocidade de membros: capacidade para mover braços e/ou pernas no menor espaço de tempo; relacionada à agilidade neuromuscular ou coordenação.

Velocidade de reação: capacidade de reação a um estímulo num menor espaço de tempo.

Visão periférica: capacidade do indivíduo de enxergar pontos em frente e ao redor de seu campo visual; forma-se fora da mácula, na periferia da retina. É uma visão pouco rica em detalhes, pela qual o indivíduo percebe a presença dos objetos e dos movimentos, mas sem nitidez.

Referências

ACSM – American College of Sports Medicine. **ACSMs Guidelines for Exercise Testing and Prescription**. Philadelphia: Lippincott Williams & Wilkins, 2013.

ACSM – American College of Sports Medicine. Position Stand. Exercise and Physical Activity for Older Adults. **Medicine and Science in Sports and Exercise**, v. 47, n. 7, p. 1510-1530, 2009.

ACUÑA, K.; CRUZ, T. Avaliação do estado nutricional de adultos e idosos e situação nutricional da população brasileira. **Arquivos Brasileiros de Endocrinologia & Metabologia**, v. 48, n. 3, p. 345-361, 2004.

AFIUNE NETO, A.; HELBER, I. Envelhecimento cardiovascular. In: FREITAS, E. V.; PY, L. (Ed.). **Tratado de geriatria e gerontologia**. Rio de Janeiro: Guanabara Koogan, 2016. p. 731-741.

AFIUNE, A. Envelhecimento cardiovascular. In: FREITAS, E. V. et al. **Tratado de geriatria e gerontologia**. Rio de Janeiro: Guanabara Koogan, 2002. p. 228-231.

ALMEIDA, A. P. P. V. de; VERAS, R. P.; DOIMO, L. A. Avaliação do equilíbrio estático e dinâmico de idosas praticantes de hidroginástica e ginástica. **Revista Brasileira de Cineantropometria & Desempenho Humano**, v. 12, n. 1, p. 55-61, 2010.

ALMEIDA, R. T. de; SILVA, R. R. S. da. Estudo comparativo da autonomia funcional de idosas praticantes de hidroginástica, musculação e não praticantes de exercícios físicos. **Revista Brasileira de Ciência e Movimento**, v. 22, n. 4, p. 88-96, 2014.

ANDRADE, C. A. D.; LUCCA, I. L. Oferta de atividades recreativas em instituições de longa permanência para idosos da cidade de Ipatinga, Minas Gerais. **Lecturas: Educação Física y Deportes**, Buenos Aires, v. 22, n. 232, 2017. Disponível em: <http://www.efdeportes.com/efd232/oferta-de-atividades-recreativas-para-idosos.htm>. Acesso em: 22 maio 2018.

ANDRADE, W. B. de. **Ginástica rítmica para promoção da saúde em idosos**. Relatório técnico (Mestrado Profissional em Exercício Físico na Promoção da Saúde) – Unopar. Londrina, 2016.

ANDREOTTI, R. A.; OKUMA, S. S. Validação de uma bateria de testes de atividades da vida diária para idosos fisicamente independentes. **Revista Paulista de Educação Física**, São Paulo, v. 13, n. 1, p. 46-66, jan./jun. 1999. Disponível em: <https://www.revistas.usp.br/rpef/article/viewFile/137759/133426>. Acesso em: 29 jun. 2018.

ASSIS, R. S. et al. A hidroginástica melhora o condicionamento físico dos idosos. **Revista Brasileira de Prescrição e Fisiologia do Exercício**, São Paulo, v. 1, n. 5, p. 62-75, 2007.

ASSUNÇÃO, A. A. et al. Comparação dos níveis de flexibilidade entre idosas praticantes de ginástica localizada e hidroginástica. **Revista de Atenção à Saúde**, São Caetano do Sul, v. 14, n. 47, p. 19-24, 2016.

BALBÉ, G. P.; WATHIER, C. A.; RECH, C. R. Características do ambiente do bairro e prática de caminhada no lazer e deslocamento em idosos. **Revista Brasileira de Atividade Física & Saúde**, v. 22, n. 2, p. 195-205, 2017.

BARBOSA, R. M. S. P.; MOTA, N. M. 1996-2016: 20 anos de esportes gerontológicos (EGs) no Amazonas. **Boletim Informativo Unimotrisaúde em Sociogerontologia**, v. 8, n. 1, p. 74-92, 2017.

BARBOZA, N. M. et al. Efetividade da fisioterapia associada à dança em idosos saudáveis: ensaio clínico aleatório. **Revista Brasileira de Geriatria e Gerontologia**, Rio de Janeiro, v. 1, n. 17, p. 87-98, 2014.

BATISTA, I. T. S. et al. Avaliação da percepção subjetiva de esforço como forma de controle de intensidade de uma aula de hidroginástica em um programa de extensão. **Revista Brasileira de Prescrição e Fisiologia do Exercício**, v. 11, n. 68, p. 602-609, 2017.

BERTOLDI, J. T.; WINTER, R. A.; FIALHO, S. P. Efeitos do método Pilates na mobilidade da coluna vertebral na qualidade de vida de idosos: estudo de caso. **Cinergis**, Santa Cruz do Sul, v. 1, n. 17, p. 22-26, 2016.

BERTUOL, C.; RAIMUNDO, J. A. G.; SANTOS, P. M. A influência da música na prática de atividade física: uma revisão de literatura. In: CONGRESSO BRASILEIRO DE CIÊNCIAS DO ESPORTE, 18., 2013. Brasília. **Anais**... Brasília, 2013.

BÊTA, F. C. O. et al. Comparação dos efeitos do treinamento resistido e da hidroginástica na autonomia de indivíduos idosos. **Revista Brasileira de Prescrição e Fisiologia do Exercício**, v. 10, n. 58, p. 220-224, 2016.

BLESSMANN, E. J.; GONÇALVES, A. K. (Org.). **Envelhecimento**: equilíbrio, cognição, audição e qualidade de vida. Porto Alegre: NEIE/UFRGS, 2015. (Coleção Envelhecimento.)

BORG, G. A. Psychophysical Bases of Perceived Exertion. **Medicine and Science in Sports and Exercise**, v. 14, n. 5, p. 377-381, 1982.

BRANCO, J. C. et al. Benefícios físicos e redução de sintomas depressivos em idosos: resultados do Programa Nacional de Caminhada Português. **Ciência & Saúde Coletiva**, v. 20, n. 3, p. 789-795, 2015.

BRANDÃO, A. P. et al. Hipertensão arterial no idoso. In: FREITAS, E. V. et al. **Tratado de geriatria e gerontologia**. Rio de Janeiro: Guanabara Koogan, 2002. p. 249-262.

BRASIL. Lei n. 13.466, de 12 de julho de 2017. **Diário Oficial da União**, Poder Legislativo, Brasília, DF, 13 jul. 2017. Disponível em: <http://www.planalto.gov.br/ccivil_03/_ato2015-2018/2017/lei/l13466.htm>. Acesso em: 29 jun. 2018.

BRASIL. Ministério da Saúde. Secretaria de Atenção à Saúde. Departamento de Ações Programáticas e Estratégicas. Área Técnica Saúde do Idoso. **Atenção à saúde da pessoa idosa e envelhecimento**. Brasília. 2010. (Série Pactos pela Saúde, v. 12).

BRASIL. Ministério da Saúde. Secretaria de Atenção à Saúde. Departamento de Atenção Básica. **Envelhecimento e saúde da pessoa idosa**. Brasília, 2006. (Cadernos de Atenção Básica, 19).

CABRERA, M. A. S.; JACOB FILHO, W. Obesidade em idosos: prevalência, distribuição e associação com hábitos e comorbidades. **Arquivos Brasileiros de Endocrinologia & Metabologia**, São Paulo, v. 45, n. 5, p. 494-501, 2001.

CALDAS, C. L.; LINDOLPHO, M. C. Promoção do autocuidado na velhice. In: FREITAS, E. V.; PY, L. (Ed.). **Tratado de geriatria e gerontologia**. Rio de Janeiro: Guanabara Koogan, 2016. p. 1995-2003.

CANÇADO, F. A. X.; ALANIS, L. M.; HORTA, M. L. Envelhecimento cerebral. In: FREITAS, E. V.; PY, L. (Ed.). **Tratado de geriatria e gerontologia**. Rio de Janeiro: Guanabara Koogan, 2016. p. 361-386.

CANCELA, D. M. G. **O processo de envelhecimento**. 2007. Disponível em: <http://www.psicologia.com.pt/artigos/textos/TL0097.pdf>. Acesso em: 29 jun. 2018.

CARVALHO, A. R.; ASSINI, T. C. K. A. Aprimoramento da capacidade funcional de idosos submetidos a uma intervenção por isostretching. **Revista Brasileira de Fisioterapia**, São Carlos, v. 12, n. 4, p. 268-273, jul./ago. 2008.

CARVALHO, C.; CARVALHO, A. Não se deve identificar força explosiva com potência muscular, ainda que existam algumas relações entre ambas. **Revista Portuguesa de Ciências do Desporto**, v. 6, n. 2, p. 241-248, 2006.

CASTRO, M. R. de; LIMA, L. H. R.; DUARTE, E. R. Jogos recreativos para a terceira idade: uma análise a partir da percepção dos idosos. **Revista Brasileira de Ciências do Esporte**, v. 3, n. 38, p. 283-289, 2016.

CAVALCANTI, V.; BARBOSA, R. M. dos S. P. Fatores que influenciaram no aprendizado da natação por parte de envelhecentes. **Boletim Informativo Unimotrisaúde em Sociogerontologia**, v. 4, n. 2, 2013.

CHAO, C. H. N. et al. Efeito da prática do Tai Chi Chuan sobre a resistência aeróbia de idosas sedentárias. **Revista Brasileira de Geriatria e Gerontologia**, Rio de Janeiro, v. 15, n. 4, p. 627-633, 2012.

CHAO, C. H. N. et al. Percepção subjetiva do esforço, resposta afetiva e hipotensão pós-exercício em sessão de Tai Chi Chuan. **Motriz**, Rio Claro, v. 19, n. 1, p. 133-140, jan./mar. 2013.

CHARIGLIONE, I. P. F.; JANCZURA, G. A. Contribuições de um treino cognitivo para a memória de idosos institucionalizados. **Psico-USF**, Bragança Paulista, v. 18, n. 1, p. 13-22, jan./abr. 2013.

COSTA, L. M. R. da et al. Os efeitos do método Pilates aplicado à população idosa: uma revisão integrativa. **Revista Brasileira de Geriatria e Gerontologia**, Rio de Janeiro, v. 19, n. 4, p. 695-702, 2016.

DANTAS, E. H. M.; SANTOS, C. A. S. (Org.). **Aspectos biopsicossociais do envelhecimento e a prevenção de quedas na terceira idade**. Joaçaba: Ed. da Unoesc, 2017.

DEL POZO-CRUZ, B. et al. Frailty is Associated with Objectively Assessed Sedentary Behaviour Patterns in Older Adults: Evidence from the Toledo Study for Healthy Aging (TSHA). **PLoS One**, v. 12, n. 9, 1-9, 2017.

DELFINO, L. L.; MEIRA, T. F. G. Comunicação com idosos com déficits sensoriais e cognitivos: sugestões para leigos e profissionais. In: FREITAS, E. V.; PY, L. (Ed.). **Tratado de geriatria e gerontologia**. Rio de Janeiro: Guanabara Koogan, 2016. p. 2322-2332.

DIAMANTI-KANDARAKIS, E. et al. Aging and Anti-Aging: a Combo-Endocrinology Overview. **European Journal of Endocrinology**, v. 176, n. 6, p. R283-R308, 2017.

DOLL, J. et al. Multidimensionalidade do envelhecimento e interdisciplinaridade. In: FREITAS, E. V.; PY, L. (Ed.). **Tratado de geriatria e gerontologia**. Rio de Janeiro: Guanabara Koogan, 2016. p. 223-231.

DUARTE, Y. A. D.; LEBRÃO, M. L. Fragilidade e envelhecimento. In: FREITAS, E. V.; PY, L. (Ed.). **Tratado de geriatria e gerontologia**. Rio de Janeiro: Guanabara Koogan, 2016. p. 2039-2060.

DUARTE, Y. A. de O.; ANDRADE, C. L. de; LEBRÃO, M. L. O Índex de Katz na avaliação da funcionalidade dos idosos. **Revista da Escola de Enfermagem da USP**, São Paulo, v. 41, n. 2, p. 317-325, 2007. Disponível em: <http://hygeia.fsp.usp.br/sabe/Artigos/Indice_de_Katz_na_avaliacao_da_funcionalidade.pdf>. Acesso em: 29 jun. 2018.

DUARTE, Y. A. O.; D'ELBOUX, M. J.; BERZINS, M. V. Cuidadores de idosos. In: FREITAS, E. V.; PY, L. (Ed.). **Tratado de geriatria e gerontologia**. Rio de Janeiro: Guanabara Koogan, 2016. p. 2025-2038.

ELIAS, R. G. M. et al. Aptidão física funcional de idosos praticantes de hidroginástica. **Revista Brasileira de Geriatria e Gerontologia**, v. 15, n. 1, p. 79-86, 2012.

FALSARELLA, G. R.; SALVE, M. G. C. Envelhecimento e atividade física análise das relações pedagógicas professor-aluno. **Movimento & Percepção**, Espírito Santo do Pinhal, v. 7, n. 10, p. 61-75, jan./jun. 2007.

FARIAS, J. P. et al. Efeito de oito semanas de treinamento funcional sobre a aptidão física de idosos. **Revista Acta Brasileira do Movimento Humano**, v. 4, n. 1, p. 13-27, jan./mar. 2014.

FARINATTI, P. T. V. **Envelhecimento, promoção da saúde e exercício**: bases teóricas e metodológicas. Barueri: Manole, 2008.

FELIPE, T. W. S. S.; SOUSA, S. M. N. A construção da categoria velhice e seus significados. **Pracs**: Revista Eletrônica de Humanidades do Curso de Ciências Sociais da UNIFAP, Macapá, v. 7, n. 2, p. 19-33, jul./dez. 2014.

FONTES, A. P.; NERI, A. L. Resiliência e velhice: revisão de literatura. **Ciência & Saúde Coletiva**, v. 20, n. 5, p. 1475-1495, 2015.

FONTES, R. M. S.; LUCCA, I. L. A importância de um evento recreativo para idosos institucionalizados. **Revista Ciência em Extensão**, v. 13, n. 2, p. 60-70, 2017.

FONTOURA, L. C. et al. Dança na terceira idade: benefícios biopsicossociais na vida do idoso. **Disciplinarum Scientia**, v. 17, n. 1, p. 75-81, 2016.

FREITAS, E. V. et al. Atividade física no idoso. In: ____. **Tratado de geriatria e gerontologia**. Rio de Janeiro: Guanabara Koogan, 2002. p. 857-865.

FREITAS, E. V.; COSTA, E. F. A.; GALERA, S. C. Avaliação geriatria ampla. In: FREITAS, E. V.; PY, L. (Ed.). **Tratado de geriatria e gerontologia**. Rio de Janeiro: Guanabara Koogan, 2016. p. 290-317.

FREITAS, E. V.; MIRANDA, R. D.; NERY, M. R. Parâmetros clínicos do envelhecimento e avaliação geriátrica. In: FREITAS, E. V. et al. **Tratado de geriatria e gerontologia**. Rio de Janeiro: Guanabara Koogan, 2002. p. 609-617.

FREITAS, N. A. de et al. Práticas corporais na perspectiva da promoção da saúde no município de Sobral/CE: uma revisão integrativa. **Cadernos ESP**, v. 8, n. 2, p. 64-76, 2014.

GALLO, L. H. et al. Alongamento no Programa de Atividade Física para Terceira Idade (PROFIT): promovendo a melhora da capacidade funcional em idosas. **Revista de Terapia Ocupacional da Universidade de São Paulo**, São Paulo, v. 23, n. 1, p. 1-6, 2012.

GEIS, P. P. **Atividade física e saúde na terceira idade**: teoria e prática. Porto Alegre: Artmed, 2003.

GEREMIA, J. M. et al. Effect of a Physical Training Program Using the Pilates Method on Flexibility in Elderly Subjects. **AGE**, v. 37, n. 6, 2015.

GEREZ, A. G. et al. A prática pedagógica e a organização didática dos conteúdos de educação física para idosos no Projeto Sênior para a Vida Ativa da USJT: uma experiência rumo à autonomia. **Revista Brasileira de Ciência & Esporte**, Campinas, v. 28, n. 2, p. 221-236, 2007.

GOMES, A. R. S.; WISCHNESKI, P.; ROX, R. Associar ou não o alongamento ao exercício resistido para melhorar o equilíbrio em idosos? **Acta Fisiátrica**, v. 18, n. 3, p. 130-135, 2011.

GOMES, K. V.; ZAZÁ, D. C. Motivos de adesão a prática de atividade física em idosas. **Revista Brasileira de Atividade Física & Saúde**, v. 14, n. 2, p. 132-138, 2009.

GORZONI, M. L. Envelhecimento pulmonar. In: FREITAS, E. V.; PY, L. (Ed.). **Tratado de geriatria e gerontologia**. Rio de Janeiro: Guanabara Koogan, 2016. p. 1101-1103.

GORZONI, M. L.; RUSSO, M. R. Envelhecimento respiratório. In: FREITAS, E. V. et al. **Tratado de geriatria e gerontologia**. Rio de Janeiro: Guanabara Koogan, 2002. p. 340-343.

GOUVÊA, J. A. G. et al. Impacto da Dança Sênior nos parâmetros emocionais, motores e qualidade de vida de idosos. **Revista da Rede de Enfermagem do Nordeste**, v. 18, n. 1, p. 51-58, 2017.

GUIMARÃES, A. C. A. et al. Ansiedade e parâmetros funcionais respiratórios de idosos praticantes de dança. **Fisioterapia em Movimento**, Curitiba, v. 4, n. 24, p. 683-688, 2011.

GUIMARÃES, A. C. A. et al. Atividades grupais com idosos institucionalizados: exercícios físicos funcionais e lúdicos em ação transdisciplinar. **Pesquisas e Práticas Psicossociais**, São João Del-Rei, v. 11, n. 2, p. 443-452, 2016.

GUURE, C. B. et al. Impact of Physical Activity on Cognitive Decline, Dementia, and its Subtypes: Meta-Analysis of Prospective Studies. **BioMed Research International**, 2017.

HAAB, T.; WYDRA, G. The Effect of Age on Hamstring Passive Properties after a 10-Week Stretch Training. **Journal of Physical Therapy Science**, v. 29, n. 6, 1048-1053, 2017.

IBGE – Instituto Brasileiro de Geografia e Estatística. **Evolução da mortalidade**: 2001 – Brasil. Disponível em: <https://ww2.ibge.gov.br/home/estatistica/populacao/tabuadevida/evolucao_da_mortalidade_2001.shtm>. Acesso em: 29 jun. 2018.

IBGE – Instituto Brasileiro de Geografia e Estatistica. **Mudança demográfica no Brasil no início do século XXI**: subsídios para as projeções. Rio de Janeiro, 2015.

IREZ, G. B. et al. Integrating Pilates Exercise into an Exercise Program for 65+ Year-Old Women to Reduce Falls. **Journal of Sports Science**

& **Medicine**, v. 10, n. 1, p. 105-111, 2011.

JACINTO, J. L.; BUZZACHERA, C. F.; AGUIAR, A. F. Efeitos da caminhada em ritmo prescrito e autosselecionado sobre a capacidade funcional de mulheres idosas. **Journal of Health Sciences**, v. 18, n. 4, p. 257-263, 2016.

JECKEL-NETO, E. A.; CUNHA, G. L. Teorias biológicas do envelhecimento. In: FREITAS, E. V. et al. **Tratado de geriatria e gerontologia**. Rio de Janeiro: Guanabara Koogan, 2002. p. 13-19.

JONES, C. M.; BOELAERT, K. The Endocrinology of Ageing: a Mini-Review. **Gerontology**, v. 61, n. 4, p. 291-300, 2015.

KATZ, S. C. et al. Studies of Illness in the Aged. The Índex of ADL: a Standardized Measure of Biological and Psychosocial Function. **Journal of the American Medical Association**, v. 185, n. 12, p. 914-919, 1963.

KRUCHELSKI, S.; RAUCHBACH, R. Avaliação da flexibilidade: adaptação para o teste de sentar e alcançar aplicada aos diferentes biótipos – estudo piloto. **Ação e Movimento: Educação Física e Desportos**, Rio de Janeiro, v. 2, n. 5, p. 249-255, 2005.

LIMA, T. B.; SILVA, L. B. P. da. O trato do jogo na terceira idade: do lúdico à motricidade – relato de experiência com os idosos da Universidade Aberta a Terceira Idade (UATI) em Feira de Santana/ BA. **Raízes e Rumos**, Rio de Janeiro, v. 5, n. 1, p. 93-100, jan./jun. 2017.

LOMAS-VEGA, R. et al. Tai Chi for Risk of Falls. A Meta-Analysis. **Journal of the American Geriatrics Society**, v. 65, n. 9, p. 2037-2043, 2017.

LUCCA, I. L.; RABELO, H. T. Influência das atividades recreativas nos níveis de depressão de idosos institucionalizados. **Revista Brasileira Ciência e Movimento**, v. 19, n. 4, p. 23-30, 2011.

LUCCHETTI, G.; NOVAES, P. H.; LUCCHETTI, A. L. G. Polifarmácia e adequação do uso de medicamentos. In: FREITAS, E. V.; PY, L. (Ed.). **Tratado de geriatria e gerontologia**. Rio de Janeiro: Guanabara Koogan, 2016. p. 1629-1641.

LUSTOSA, L. P. et al. Efeito de um programa de treinamento funcional no equilíbrio postural de idosas da comunidade. **Fisioterapia e Pesquisa**, v. 17, n. 2, p. 153-156, 2010a.

LUSTOSA, L. P. et al. Impacto do alongamento estático no ganho de força muscular dos extensores de joelho em idosas da comunidade após um programa de treinamento. **Revista Brasileira de Fisioterapia**, São Carlos, v. 14, n. 6, p. 497-502, nov./dez. 2010b.

MACEDO, T. L.; LAUX, R. C.; CORAZZA, S. T. O efeito do Método Pilates de solo na flexibilidade de idosas. **ConScientia e Saúde**, v. 15, n. 3, p. 448-456, 2016.

MACHADO, Z. et al. Flexibilidade em idosas praticantes de ginástica funcional. **Estudos Interdisciplinares sobre o Envelhecimento**, Porto Alegre, v. 20, n. 3, p. 703-716, 2015.

MACIEL, A. C. Incontinência urinária. In: FREITAS, E. V. et al. **Tratado de geriatria e gerontologia**. Rio de Janeiro: Guanabara Koogan, 2002. p. 635-644.

MACIEL, M. G. Atividade física e funcionalidade do idoso. **Motriz**, Rio Claro, v. 16, n. 4, p. 1024-1032, 2010.

MAHAN, L. K.; ESCOTT-STUMP, S. **Krause**: alimentos, nutrição e dietoterapia. São Paulo: Roca, 2002.

MANIDI, M. J.; MICHEL, J. P. **Atividade física para adultos com mais de 55 anos**: quadros clínicos e programas de exercícios. São Paulo: Manole, 2001.

MARIANTE NETO, F. P.; ZAMBELLI, T. M. A natação máster no debate acadêmico. **Revista Didática Sistêmica**, v. 15, n. 2, p. 35-44, 2013.

MARTINS, V. F. **O trabalho com o idoso**: organização didático-pedagógica de educação física nos projetos de extensão universitária. Monografia (Graduação em Educação Física) – Universidade Federal do Rio Grande do Sul, Porto Alegre, 2004.

MASSIERER, F. D.; JUSTO, J. L.; TOIGO, A. M. Efeito da prática de ioga na qualidade de vida de idosos. **Revista Brasileira de Ciências do Envelhecimento Humano**, v. 14, n. 1, p. 53-64, 2017.

MATSUDO, S. M. M. (Ed.). **Avaliação do idoso**: física e funcional. Londrina: Midiograf, 2000.

MATSUDO, S. M.; MATSUDO, V. K. R.; BARROS NETO, T. L. Efeitos benéficos da atividade física na aptidão física e saúde mental durante o processo de envelhecimento. **Revista Brasileira de Atividade Física & Saúde**, v. 5, n. 2, p. 60-76, 2000.

MAZO, G. Z. et al. Validade concorrente e reprodutibilidade: teste-reteste do Questionário de Baecke modificado para idosos. **Revista Brasileira de Atividade Física & Saúde**, v. 6, n. 1, p. 5-11, 2001.

MAZO, G. Z.; CARDOSO, F. L.; AGUIAR, D. L. Programa de hidroginástica para idosos: motivação, autoestima e autoimagem. **Revista Brasileira de Cineantropometria e Desempenho Humano**, Florianópolis, v. 8, n. 2, p. 67-72, 2006.

MAZO, G. Z.; LOPES, M. A.; BENEDETTI, T. B. **Atividade física e o idoso**: concepção gerontológica. Porto Alegre: Sulina, 2001.

MEDEIROS, J. J. de et al. Aplicabilidade de hidroginástica e musculação em pessoas idosas da comunidade. **Revista Interfaces**, v. 2, n. 6, 2014.

MELO, B. et al. Efeito do treinamento físico na qualidade de vida em idosos com depressão maior. **Revista Brasileira de Atividade Física & Saúde**, v. 19, n. 2, p. 205-214, 2014.

MENDES, M.; MEDEIROS, L. Interfaces entre saúde, lazer e educação: reflexões sobre práticas corporais. **Holos**, v. 24, n. 2, p. 17-26, 2008.

MIRANDA, L. V. et al. Efeitos de 9 semanas de treinamento funcional sobre índices de aptidão muscular de idosas. **Revista Brasileira de Prescrição e Fisiologia do Exercício**, v. 10, n. 59, p. 386-394, 2016.

MOCHCOVITCH, M. D. et al. The Effects of Regular Physical Activity on Anxiety Symptoms in Healthy Older Adults: a Systematic Review. **Revista Brasileira de Psiquiatria**, São Paulo, v. 38, n. 3, p. 255-261, 2016.

MOREIRA, V. G. Biologia do envelhecimento. In: FREITAS, E. V.; PY, L. (Ed.). **Tratado de geriatria e gerontologia**. Rio de Janeiro: Guanabara Koogan, 2016. p. 89-107.

MORISHITA, S. et al. Rating of Perceived Exertion for Quantification of the Intensity of Resistance Exercise. **International Journal of Physical Medicine & Rehabilitation**, v. 1, n. 9, p. 1-4, 2013.

NASCIMENTO, J. S. F. Farmacologia e terapêutica na velhice. In: FREITAS, E. V. et al. **Tratado de geriatria e gerontologia**. Rio de Janeiro: Guanabara Koogan, 2002. p. 618-623.

NUNES, M. E. S.; SANTOS, S. Avaliação funcional de idosos em três programas de atividade física: caminhada, hidroginástica e Lian Gong. **Revista Portuguesa de Ciências do Desporto**, v. 9, n. 2-3, p. 150-159, 2009.

O'BRIEN, J. et al. One Bout of Open Skill Exercise Improves Cross-Modal

Perception and Immediate Memory in Healthy Older Adults who Habitually Exercise. **PloS ONE**, v. 12, n. 6, p. 1-16, 2017.

OLIVEIRA, L. C.; PIVOTO, E. A.; VIANNA, P. C. P. Análise dos resultados de qualidade de vida em idosos praticantes de dança sênior através do SF-36. **Acta Fisiátrica**, v. 16, n. 3, p. 101-104, 2009.

OLIVEIRA, M. M. M. de; TOSCHI, M. S. Gerontologia educacional: uma didática para os idosos. **FaSeM Ciências**, v. 7, n. 1, p. 5-17, 2015.

OMS – Organização Mundial da Saúde. **Relatório Mundial de Envelhecimento e Saúde**: Resumo. Genebra, 2015.

PAPALÉO NETTO, M. O estudo da velhice no século XX: histórico, definição de campo e termos básicos. In: FREITAS, E. V. et al. **Tratado de geriatria e gerontologia**. Rio de Janeiro: Guanabara Koogan, 2002. p. 2-12.

PAPALÉO NETTO, M. Estudo da velhice/histórico, definição do campo e termos básicos. In: FREITAS, E. V.; PY, L. (Ed.). **Tratado de geriatria e gerontologia**. Rio de Janeiro: Guanabara Koogan, 2016. p. 74-88.

PAZ, C. B. D. **Comparação das técnicas de alongamento estático e manter-relaxar sobre a flexibilidade, mobilidade, equilíbrio e cadência de idosas hígidas**. Dissertação (Mestrado em Educação Física) – Universidade Federal do Paraná, Curitiba, 2010.

PEDRÃO, R. A. A. O idoso e os órgãos dos sentidos. In: FREITAS, E. V.; PY, L. (Ed.). **Tratado de geriatria e gerontologia**. Rio de Janeiro: Guanabara Koogan, 2016. p. 344-359.

PEIXOTO, J. S. et al. Riscos da interação droga-nutriente em idosos de instituição de longa permanência. **Revista Gaúcha de Enfermagem**, v. 33, n. 3, p. 156-164, 2012.

PEREIRA, M. M. et al. Tai Chi Chuan melhora funcionalidade e qualidade de vida em homens idosos com baixa densidade mineral óssea. **Geriatrics, Gerontology and Aging**, v. 11, n. 4, p. 174-181, out./dez. 2017.

PEREIRA, M. N. F. A. I. Nutrição. In: FREITAS, E. V. et al. **Tratado de geriatria e gerontologia**. Rio de Janeiro: Guanabara Koogan, 2002. p. 838-845.

PEREIRA, S. R. M. Fisiologia do envelhecimento. In: FREITAS, E. V.; PY, L. (Ed.). **Tratado de geriatria e gerontologia**. Rio de Janeiro: Guanabara Koogan, 2016. p. 267-289.

PORTO, J. C. **Longevidade**: atividade física e envelhecimento. Maceió: Edufal, 2008.

POSSAMAI, V. D. **Perfil do professor de educação física em grupos de idosos**: perspectivas para atuação. Monografia (Graduação em Educação Física) – Universidade Federal do Rio Grande do Sul, Porto Alegre, 2014.

QUEIROZ, L. C. S. et al. Efeito do pilates solo na força abdominal e na postura de mulheres idosas com lombalgia. **Interfaces Científicas: Saúde e Ambiente**, Aracaju, v. 6, n. 1, p. 9-18, out. 2017.

RASO, V. **Envelhecimento saudável**: manual de exercícios com pesos. Edição do autor. São Paulo: [s.n.], 2007.

RAUCHBACH, R. **A Atividade física para a 3ª idade**: envelhecimento ativo – uma proposta para a vida. Londrina: Midiograf, 2001.

RAUCHBACH, R. Atividade física e envelhecimento: um olhar para o idoso frágil. In: MENEZES, M. R. et al. (Org.). **Enfermagem gerontológica**: um olhar diferenciado no cuidado biopsicossocial e cultural. São Paulo: Martinari, 2016. p. 385-400.

RAUCHBACH, R.; WENDLING, N. M. S. Building Evolution if an Evaluation Instrument of the Physical Activity Level for Old People: Curitibativa. **FIEP Bulletin**, v. 79, n. 2, p. 542-547, 2009.

REICHERT, T. et al. Efeitos da hidroginástica sobre a capacidade funcional de idosos: metanálise de estudos randomizados. **Revista Brasileira de Atividade Física e Saúde**, v. 20, n. 5, p. 447-457, 2015.

REIS, G. C. et al. Influência da relação professor-aluno na permanência de idosos em programas de atividade física. In: CONGRESSO INTERNACIONAL DE ATIVIDADE FÍSICA, NUTRIÇÃO E SAÚDE, 2., 2016, Aracaju, Sergipe.

REIS, R. B. dos et al. Incontinência urinária no idoso. **Acta Cirúrgica Brasileira**, v. 18, n. 5, p. 47-51, 2003.

RESENDE NETO, A. G. et al. Treinamento funcional para idosos: uma breve revisão. **Revista Brasileira Ciência e Movimento**, v. 24, n. 3, p. 167-177, 2016a.

RESENDE NETO, A. G. et al. Treinamento funcional versus treinamento de força tradicional: efeitos sobre indicadores da aptidão física em idosas pré-frageis. **Motricidade**, v. 12, n. S2, p. 44-53, 2016b.

RIBEIRO, M. F. et al. Equilibrium and Muscle Flexibility in Elderly People

Subjected to Physiotherapeutic Intervention. **Acta Scientiarum Health Sciences**, v. 38, n. 2, p. 129-136, 2016.

RICHARD, A. et al. Loneliness is Adversely Associated with Physical and Mental Health and Lifestyle Factors: Results from a Swiss National Survey. **PloS ONE**, v. 12, n. 7, p. 1-18, 2017.

RODRIGUES, A. L. M. de. **Estar sendo idoso na Secretaria Municipal de Esportes, Recreação e Lazer**: modos de viver o envelhecimento no jogo do câmbio. Tese (Doutorado em Educação) – Universidade Federal do Rio Grande do Sul, Porto Alegre, 2015.

ROSSI, E.; SADER, C. S. Envelhecimento do sistema osteoarticular. In: FREITAS, E. V.; PY, L. (Ed.). **Tratado de geriatria e gerontologia**. Rio de Janeiro: Guanabara Koogan, 2016. p. 1390-1399.

SAFONS, M. et al. Metodologias gerontológicas aplicadas ao exercício físico para o idoso. In: FREITAS, E. V.; PY, L. (Ed.). **Tratado de geriatria e gerontologia**. Rio de Janeiro: Guanabara Koogan, 2016. p. 2219-2233.

SALES, M. B. de et al. Abordagem pedagógica e elaboração de material didático acessível ao idoso. **Athena: Revista Científica de Educação**, v. 8, n. 8, p. 21-34, jan./jun. 2007.

SANTARÉM, J. M. Exercício resistido e ganho muscular. In: CONGRESSO BRASILEIRO DE GERIATRIA E GERONTOLOGIA, 14., 2004, São Paulo.

SANTAREM, J. M. **Exercícios resistidos**. 2013. Disponível em: <http://www.treinamentoresistido.com.br/tr/Pages/Articles/Article.aspx?ID=34>. Acesso em: 29 jun. 2018.

SANTOS, K. et al. Associação entre exercício físico e propriocepção em idosos: uma revisão sistemática. **Revista Brasileira de Atividade Física & Saúde**, v. 20, n. 1, p. 17-25, 2015.

SARAIVA, A. M. et al. Histórias de cuidados entre idosos institucionalizados: as práticas integrativas como possibilidades terapêuticas. **Revista de Enfermagem da UFSM**, v. 1, n. 5, p. 131-140, jan./mar. 2015.

SCHIAVONI, D. et al. Efeito do treinamento resistido tradicional sobre a pressão arterial em idosos normotensos: revisão sistemática de ensaios clínicos aleatórios e metanálises. **Revista Brasileira de Geriatria e Gerontologia**, Rio de Janeiro, v. 20, n. 4, p. 576-586, jul./ago. 2017.

SCHNEIDER, R. H.; IRIGARAY, T. Q. O envelhecimento na atualidade:

aspectos cronológicos, biológicos, psicológicos e sociais. **Estudos de Psicologia**, Campinas, v. 4, n. 25, p. 585-593, dez. 2008.

SEUBERT, F.; VERONESE, L. A massagem terapêutica auxiliando na prevenção e tratamento das doenças físicas e psicológicas. In: ENCONTRO PARANAENSE, 13., CONGRESSO BRASILEIRO, 8., CONVENÇÃO BRASIL/LATINO-AMÉRICA, 2., 2008, Curitiba.

SHEPHARD, R. J. **Envelhecimento, atividade física e saúde**. São Paulo: Manole, 2003.

SILVA, C. P. M.; ROSADO, A. F. B. Efeitos psicossociais da prática de yoga: uma revisão sistemática. **Revista Iberoamericana de Psicología del Ejercicio y el Deporte**, v. 12, n. 2, p. 203-216, 2017.

SILVA, F. R. da; JERÔNIMO, R. N. T. Atividades recreativas e espontaneidade em um serviço para idosos. **Revista Brasileira de Psicodrama**, v. 24, n. 2, p. 108-115, 2016.

SILVA, J. F. et al. Análise comparativa da qualidade de vida de idosas praticantes de exercícios físicos em centros esportivos e nas academias da terceira idade. **Revista Brasileira de Ciências do Envelhecimento Humano - RBCEH**, Passo Fundo, v. 13, n. 3, p. 285-298, set./dez. 2016.

SILVA, J. L. S.; GUEDES, R. M. L. Efeitos de um programa de ginástica orientada sobre os níveis de flexibilidade de idosos. **Revista Saúde e Pesquisa**, v. 8, n. 3, p. 541-548, 2015.

SILVA, J. O. R. da. **Dança circular como prática integrativa e complementar**: contribuições para a promoção da saúde. Dissertação (Mestrado Profissional em Saúde da Família no Nordeste) - Universidade Federal do Rio Grande do Norte, Natal, 2016.

SILVA, N. et al. Exercício físico e envelhecimento: benefícios à saúde e características de programas desenvolvidos pelo LABSAU/IEFD/UERJ. **Revista Hupe**, v. 13, n. 2, p. 75-85, 2014.

SILVA, N. S. L. da et al. Influência do treinamento resistido sobre a aptidão cardiorrespiratória em idosos. **Revista Brasileira de Prescrição e Fisiologia do Exercício**, v. 10, n. 60, p. 486-496, 2016.

SILVA, P. C. **Estado de ânimo e relação professor-aluno**: uma análise de intervenções didático-pedagógicas com idosos. Monografia (Graduação em Educação Física) - Universidade Federal do Rio Grande do Sul, Porto Alegre, 2004.

SIMÕES, R. R.; PORTES JUNIOR, M.; MOREIRA, W. W. Idosos e hidroginástica: corporeidade e vida. **Revista Brasileira Ciência e Movimento**, v. 19, n. 4, p. 40-50, 2011.

SOUZA JUNIOR, R. O. de; DEPRÁ, P. P.; SILVEIRA, A. M. da. Efeitos da hidroginástica com exercícios dinâmicos em deslocamento sobre o equilíbrio corporal de idosos. **Fisioterapia e Pesquisa**, v. 24, n. 3, p. 303-310, 2017.

SOUZA, L. D. de; RAUCHBACH, R. **O idoso e a prática da musculação**. Curitiba: R. Rauchbach, 2004.

SOUZA, L. et al. Comparação dos níveis de força e equilíbrio entre idosos praticantes de musculação e de hidroginástica. **Revista Brasileira de Atividade Física e Saúde**, v. 19, n. 5, p. 647-648, 2014.

SOUZA, L. M. de et al. Influência de um protocolo de exercícios do método Pilates na contratilidade da musculatura do assoalho pélvico de idosas não institucionalizadas. **Revista Brasileira de Geriatria e Gerontologia**, Rio de Janeiro, v. 20, n. 4, p. 485-493, 2017.

SOUZA, R. M. de; KIRCHNER, B.; RODACKI, A. L. F. Efeito agudo do alongamento na marcha de idosas em terreno inclinado. **Fisioterapia em Movimento**, Curitiba, v. 28, n. 2, p. 383-394, abr./jun. 2015.

SOVA, R. **Hidroginástica na terceira idade**. São Paulo: Manole, 1998.

SPIRDUSO, W. W. **Dimensões físicas do envelhecimento**. São Paulo: Manole, 2005.

STELLA, F. et al. Depressão no idoso: diagnóstico, tratamento e benefícios da atividade física. **Motriz**, Rio Claro, v. 8, n. 3, p. 91-98, ago./dez. 2002.

TEW, G. A. et al. Adapted Yoga to Improve Physical Function and Health-Related Quality of Life in Physically-Inactive Older Adults: a Randomised Controlled Pilot Trial. **BMC Geriatrics**, v. 17, n. 131, 2017.

THEOU, O. et al. Association between Sedentary Time and Mortality Across Levels of Frailty. **Canadian Medical Association Journal**, v. 189, n. 33, p. E1056-E1064, 2017.

TIMO-IARIA, C. O envelhecimento. **Acta Fisiátrica**, v. 10, n. 3, p. 114-120, 2003.

TRAPÉ, A. A. et al. Relação entre a prática da caminhada não supervisionada e fatores de risco para as doenças cardiovasculares em adultos e idosos. **Revista Medicina**, Ribeirão Preto, v. 47, n. 2, p. 165-176, 2014.

TUDOR-LOCKE, C. et al. How Many Steps/Day Are Enough? For Older

Adults and Special Populations. **International Journal of Behavioral Nutrition and Physical Activity**, v. 8, n. 80, 2011. Disponível em: <http://www.ijbnpa.org/content/8/1/80>. Acesso em: 29 jun. 2018.

VARGAS, S. de A. Metodologia de ensino-aprendizagem para pessoas idosas. **Revista Virtual EF Artigos**, Natal, v. 1, n. 17, jan. 2004.

VIGANÓ, C. et al. Relação entre restrição de participação social e limiares auditivos em indivíduos idosos. In: BLESSMANN, E. J.; GONÇALVES, A. K. (Org.). **Envelhecimento**: equilíbrio, cognição, audição e qualidade de vida. Porto Alegre: NEIE/UFRGS, 2015. p. 109-132. (Coleção Envelhecimento).

VILLIERS, L. de; KALULA, S. Z. An Approach to Balance Problems and Falls in Elderly Persons. **The South African Medical Journal**, v. 105, n. 8, p. 704-708, 2015.

WALBROHEL, I. S. et al. Relação entre equilíbrio, marcha e medo de quedas em adultos de meia idade e idosos. In: BLESSMANN, E. J.; GONÇALVES, A. K. (Org.). **Envelhecimento**: equilíbrio, cognição, audição e qualidade de vida. Porto Alegre: NEIE/UFRGS, 2015. p. 183-196.

WHO – World Health Organization. **Global Recommendations on Physical Activity for Health**. 2011. Disponível em: <http://www.who.int/dietphysicalactivity/physical-activity-recommendations-65years.pdf>. Acesso em: 29 jun. 2018.

WHO – World Health Organization. **The Role of Physical Activity in Healthy Ageing**. 1998. Disponível em: <http://whqlibdoc.who.int/hq/1998/WHO_HPR_AHE_98.2.pdf>. Acesso em: 29 jun. 2018.

ZHENG, G. et al. Subjective Perceived Impact of Tai Chi Training on Physical and Mental Health among Community Older Adults at Risk for Ischemic Stroke: a Qualitative Study. **BMC Complementary and Alternative Medicine**, v. 17, n. 221, 2017.

Bibliografia comentada

GEIS, P. P. **Atividade física e saúde na terceira idade**: teoria e prática. Porto Alegre: Artmed, 2003.

O livro aborda o envelhecimento em diferentes facetas, exemplificando bem a realidade profissional por meio das experiências da autora. Apresenta uma linguagem de fácil compreensão nas explicações técnicas e fornece variados exemplos de atividades que podem ser aplicadas de acordo com cada grupo de trabalho, auxiliando nos primeiros passos da educação física com idosos.

MATSUDO, S. M. M. (Ed.). **Avaliação do idoso**: física e funcional. 3. ed. Londrina: Midiograf, 2005.

O livro é um guia que apresenta uma bateria de testes para avaliação física, funcional, nutricional, cognitiva, postural, psicossocial e do nível de atividade física. Elaborado por pesquisadores especialistas na área, o livro contém a padronização dos principais testes de avaliação física, incluindo as variáveis antropométricas, neuromotoras e de capacidade funcional, aspectos psicossociais, de postura, risco de quedas, além de avaliação do consumo alimentar.

SPIRDUSO, W. W. **Dimensões físicas do envelhecimento**. São Paulo: Manole, 2005.

O livro apresenta um profundo levantamento das bases de pesquisas especializadas sobre o tema do envelhecimento. Aborda, de forma didática, toda a informação necessária para quem precisa aprofundar-se na temática do envelhecimento em seus diferentes níveis. O livro foi dedicado a estudantes de graduação, profissionais e pesquisadores envolvidos com saúde de adultos e idosos nas áreas de educação física, enfermagem, farmácia, fisioterapia, gerontologia, medicina, psicologia e psiquiatria, entre outras.

O QUARTETO. Direção: Dustin Hoffmann. EUA, 2012. 98 min.

O filme é uma comédia dramática que tem como foco um grupo de músicos aposentados que moram em uma casa de repouso. Quatro deles são famosos cantores de ópera. Eles decidem fazer um concerto em homenagem a Verdi. O filme trata das limitações da velhice, mas pontua que, mesmo nessa etapa da vida, as pessoas ainda têm muito a oferecer.

Anexo

Instrumento de Avaliação do Nível de Atividade Física de Idosos (Inafi) - Curitibativa[1] n=3752			
O que você fez nesta ÚLTIMA semana?				
1 – Prática de atividades físicas sistemáticas	Pontos	Freq./sem.	Tempo/sessão	Total
a - Ginástica	4			
b - Natação	4			
c - Aula de dança	3			
d - Caminhada	4			
e - Ioga/alongamento/*tai chi*	2,5			
f - Musculação/esportes	3			
g - Hidroginástica	4			
h - Outros				
			Total	0,00
2 – Tarefas domésticas ou de trabalho/ esforço físico	Pontos	Freq./sem.	Tempo/sessão	Total
a - Carregar peso (compras)	4			
b - Faxina pesada (lavar/esfregar)	4			
c - Faxina leve/organizar casa	3			
d - Lidar com a terra (carpir/cavar)	4			
e - Jardinagem (cuidar/tarefas leves)	3			
f - Cuidar de criança até 7 anos/de enfermo	3			
g - Desloc. diário: a pé/bicicleta (+ 10')	2,5			
h - Outros				
			Total	0,00
3 – Atividades sociais ou de lazer	Pontos	Freq./sem.	Tempo/sessão	Total
a - Grupos/clube/coral	2			
b - Igreja/voluntariado	2			
c - Leitura/artesanato/TV	1			
d - Passeio/pescaria/visitas/viagens	2			
e - Dança social/bailes	2			
f - Outros				
			SOMATÓRIA DOS PONTOS	

CLASSIFICAÇÃO	
Inativo	0 a 33
Pouco ativo	34 a 51
Moderadamente ativo	52 a 71
Ativo	72 a 112
Muito ativo	113 ou mais

5 min	0,08 h
10 min	0,17 h
15 min	0,25 h
20 min	0,34 h
25 min	0,42 h
30 min	0,5 h
35 min	0,58 h
40 min	0,67 h
45 min	0,75 h
50 min	0,83 h
55 min	0,92 h
60 min	1 h

ORIENTAÇÃO PARA O PREENCHIMENTO

Pontos: Pontuação estabelecida em Mets pelo "Compendium of Physical Activities Tracking Guide" (2000).
Freq./sem.: Frequência semanal: número de vezes que a pessoa executou atividades nesta última semana.
Tempo/sessão: Tempo por sessão: duração de atividades convertida em horas.
Total: MULTIPLICAÇÃO: pontos × freq./sem. × tempo/sessão.

[1] Este instrumento é uma versão atualizada (não publicada) da que consta em: RAUCHBACH, R.; WENDLING, N. M. S. Building Evolution if an Evaluation Instrument of the Physical Activity Level for Old People: Curitibativa. **FIEP Bulletin**, v. 79, n. 2, p. 542-547, 2009.

Como aplicar o questionário
Oriente as perguntas para as atividades realizadas somente na última semana

1 – Práticas de atividades físicas sistemáticas

Ginástica Natação Aulas de dança Caminhada Ioga/alongamento/*tai chi* Musculação/esportes Hidroginástica	- Se o idoso fez nesta última semana uma dessas atividades ou mais, assinale na coluna *pontos* o valor correspondente. Marque o número de vezes na semana que participou da atividade e o tempo gasto em **uma** sessão. Multiplique tudo e coloque o resultado na coluna referente ao total. Lembre que a opção *caminhada* aqui quer dizer que a pessoa sai para caminhar e entende isso como prática de exercício físico; essa atividade pode ser orientada ou não.

2 – Tarefas domésticas ou de trabalho/esforço físico

Carregar peso (compras)	- Se tem o hábito de carregar sacolas de compras ou caixas (relativamente pesadas para ele) por um período superior a 10 minutos contínuos.
Faxina pesada (lavar/esfregar)/manutenção da casa	- Lavar calçada, esfregar azulejo, limpar vidros, puxar móveis, passar produto no chão na posição agachada, lavar roupa à mão. - Fazer consertos de edificações, telhado, muro, ato de serrar, pregar etc.
Faxina leve/organizar casa/pequenos reparos	- Cozinhar, passar roupa, lavar louça, arrumar a cama, varrer, tirar o pó, pendurar a roupa. - Trocar lâmpada ou fazer pequenos reparos. Atividades que envolvam pequenos deslocamentos, mas a permanência em pé durante a execução da tarefa.
Lidar com a terra (carpir/cavar)	- Lidar no quintal, carpindo, fazendo valas ou cavoucando, rastelando, utilizando instrumentos como enxada e pá, máquina de cortar grama.

(continua)

(conclusão)

Como aplicar o questionário Oriente as perguntas para as atividades realizadas somente na última semana	
Jardinagem (cuidar/ tarefas leves)	• Se cuidou do jardim em tarefas leves como: catar e retirar as folhas velhas dos vasos e regar as plantas.
Cuidar de crianças até 7 anos/de enfermo	• Que inclui na atividade: dar banho, alimentar, vestir, transportar, colocar o enfermo ou criança pequena em uma posição confortável.
Desloc. diário: a pé/ bicicleta (+ 10')	• Deslocamentos para ir à farmácia, ao mercado, ao banco, visitar parentes ou outras funções em que o idoso se desloca a pé ou de bicicleta.
3 – Atividade social ou de lazer Essa categoria não leva pontuação. Tem como objetivo: conhecer os hábitos dos idosos.	
Grupos/clube/coral	• Se tem o hábito de participar de convivência (amigos, familiares).
Igreja/voluntariado	• Se frequenta qualquer igreja para orar ou fazer trabalhos voluntários.
Leitura/artesanato/TV	• É a somatória de todos os tempos em que o idoso fica sentado: comendo, lendo, cochilando, costurando, vendo TV.
Passeio/pescaria/ visitas/viagens	• Se naquela semana foi fazer algum passeio em casa de parente, parques ou viagens.
Dança social/bailes	• Se frequentou algum salão de baile/Se o idoso tiver uma regularidade semanal na atividade, pontuar na categoria 1 – Aula de dança.

Respostas

Capítulo 1

Atividades de autoavaliação

1. b
2. d
3. e
4. e
5. c

Atividades de aprendizagem

Questões para reflexão

1. Seu João sempre foi a maior preocupação, em virtude dos seguintes aspectos:

    a) O fato de ocultar a hipertensão mostra que quer aparentar uma saúde que não tem (fator psicológico: pouca flexibilidade para se adaptar ao envelhecimento).

    b) Não ter realizado ou ocultar o teste de esforço e praticar exercícios mostra pouco cuidado com a própria saúde (fator psicológico: negação da fragilidade orgânica).

    c) Achar que só a esposa precisa cuidado e orientação para praticar exercícios mostra resistência em perceber os próprios limites e a intenção de manter o papel de marido protetor (fator psicológico: falta de resiliência e flexibilidade; fator social: comportamento socialmente esperado do marido).

    Dona Josefa sempre foi transparente sobre sua saúde e ciente de suas limitações, provando ser capaz de se adaptar a um novo estilo de vida para viver com mais qualidade seu envelhecimento.

2. Não é possível determinar com as informações dadas, pois o grau de limitação indicado pelos eventos cardíacos passados não está explícito e há outras limitações, como a artrose nos joelhos. Porém, pode-se manter ou melhorar continuamente a qualidade de vida de um idoso em nível funcional IV, sem necessariamente desejar que ele passe a nível V, pois isso pode não ser possível. O idoso de nível V não apresenta doenças crônicas e está ativo na sociedade, o que não é a realidade da Dona Josefa.

Capítulo 2

Atividades de autoavaliação

1. a
2. c
3. c
4. e
5. b

Atividades de aprendizagem

Questões para reflexão

1. Sistema tegumentar. No envelhecimento, as alterações do sistema tegumentar (a pele) caracterizam-se por: diminuição da capacidade de regeneração, tornando-se mais fina, menos elástica, mais permeável e menos resistente às agressões do meio; menor capacidade de exibir uma resposta inflamatória pela diminuição da irrigação sanguínea; aspecto pálido e ressecado pela diminuição da circulação e pela perda de glândulas sebáceas; perda da eficiência na produção de suor, comprometendo a termorregulação. Atividades e esportes que exijam contato físico podem causar lesões na pele de difícil cicatrização; pelo fato de a pele ser fina, ela rasga e, com a diminuição da microcirculação na derme, a regeneração do ferimento fica comprometida.

2. Osteoporose. O pico de massa óssea é alcançado na quarta década de vida, quando estabiliza a taxa de formação e aumenta a taxa de reabsorção, o que dá início à perda progressiva e absoluta de massa óssea, caracterizando a osteopenia fisiológica. A cartilagem articular é formada por uma matriz de cartilagem tipo II, altamente hidratada com agregados de um complexo de proteínas-mucopolissacarídeos chamados *proteoglicanos*. No processo de envelhecimento, há menor agregação dessas proteínas à cartilagem, que confere menor resistência mecânica. No envelhecimento, a perda de massa óssea torna o esqueleto mais suscetível a fraturas.

Capítulo 3

Atividades de autoavaliação

1. c
2. d
3. b
4. e
5. b

Atividades de aprendizagem

Questões para reflexão

1. Você pode destacar em seu discurso a importância da capacidade cardiorrespiratória, da flexibilidade, da força muscular e do equilíbrio para o caso específico de Dona Maria.
2. Se você indicar alguns exercícios, estes devem estar orientados para as atividades da vida diária (AVDs).

Capítulo 4

Atividades de autoavaliação

1. d
2. c
3. b
4. a
5. e

Atividades de aprendizagem

Questões para reflexão

1. Natação seria a atividade indicada. Por ser fumante há bastante tempo, sua condição pulmonar é muito deficiente. Não haveria sobrecarga nas articulações já comprometidas e a prática ajudaria na perda de peso.
2. Você pode apresentar soluções para adequar as atividades a todos os alunos, que poderiam beneficiar o grupo. Não esqueça que é possível alterar o lugar das pessoas na sala, cuidar com a altura do som e dar comandos olhando diretamente para essas alunas.

Capítulo 5

Atividades de autoavaliação

1. d
2. a
3. b
4. c
5. b

Atividades de aprendizagem

Questões para reflexão

1. Justificativa:

   Proposta 1: Lembre-se de que uma equipe multidisciplinar conta com profissionais de diferentes áreas do conhecimento, mas que nem sempre atuam com o idoso guiados pela preocupação de integrar as ações de cada um com as dos demais, isto é, de forma interdisciplinar. Possíveis dificuldades seriam: Madalena deve fazer diferentes cadastros com cada profissional visitado, levar os exames a cada profissional envolvido e reportar o que está sendo feito com os demais profissionais a cada nova visita.

   Proposta 2: Interdisciplinaridade é a inter-relação das disciplinas ou áreas do conhecimento. Na prática, os diferentes profissionais se reúnem e pensam quais são as necessidades do idoso e planejam como cada um vai atuar em sua área específica em prol das necessidades do aluno. Seriam poucas as dificuldades, já que a equipe discute o processo evolutivo de Madalena ao longo do trabalho desenvolvido.

Capítulo 6

Atividades de autoavaliação

1. c
2. b
3. d
4. e
5. c

Atividades de aprendizagem

Questões para reflexão

1. **Falhas** (citar ao menos duas):
   - burlar regras para ganhar;
   - excluir idosos com limitações;
   - nibir a autoexpressão dos alunos;
   - repetir coreografias/aulas que os alunos já conhecem, sem proporcionar novas experiências corporais;
   - criar regras e impor a forma como se deseja que a atividade prossiga;
   - não se preocupar com a qualidade técnica dos movimentos e das aulas (não realizando o aquecimento, trabalhando qualquer movimento ou deixando os alunos livres demais);
   - utilizar músicas de que o professor gosta, mas que não têm significado para os alunos;
   - realizar trocas rápidas de movimento ou utilizar ritmos muito rápidos nas aulas.

   Acertos (citar ao menos duas):
   - valorizar o lúdico e a brincadeira;
   - deixar que os idosos criem e improvisem nas atividades;
   - buscar formas de incluir os alunos com limitações;
   - respeitar a autoexpressão dos idosos e incentivar que participem da criação das regras e da condução das atividades;
   - usar movimentos simples de dança, com deslocamentos, que estimulam a interação do grupo e a participação de todos no auxílio mútuo;
   - usar a criatividade para propor desafios de aprendizado e experiências motoras em vez de sempre repetir aulas e coreografias;
   - aplicar o conhecimento técnico para valorizar o tempo do idoso, ministrando aulas coerentes com os benefícios possíveis da atividade, em vez de somente deixar os alunos fazerem qualquer movimento.

2. Aqui podem ser citadas as atividades descritas no Capítulo 6, como jogos adaptados, natação, pilates e *tai chi chuan*, privilegiando-se o aspecto recreativo de cada uma e respeitando-se os aspectos técnicos de cada modalidade, bem como as dicas de segurança e condução para grupos de idosos que foram apresentadas. É importante observar que não basta inventar provas novas ou adaptar brincadeiras de crianças para os idosos; é preciso considerar o nível funcional do grupo e suas limitações. A elaboração da resposta para essa atividade exige que se faça um exercício de criatividade.

Sobre as autoras

Rosemary Rauchbach é doutoranda em Motricidade Humana pela Universidad del Pacífico Privada (Paraguai), mestre em Atividades Físicas Relacionadas à Saúde pela Universidade Federal de Santa Catarina (UFSC), especialista em Gerontologia Social pela Sociedade Brasileira de Geriatria e Gerontologia (SBGG), pós-graduada em Ritmo e Dança na Educação Física e em Educação Física – Exercício e Saúde pela Universidade Federal do Paraná (UFPR) e formada em Educação Física pela também pela UFPR. É também terapeuta corporal pela Associação Sul-Brasileira de Psicologia do Corpo. Em 1984, implantou e coordenou a atividade física para a terceira idade nas Unidades Recreativas do Município de Curitiba. Entre 2002 e 2012, foi responsável técnica pelo Programa Idoso em Movimento da Secretaria Municipal do Esporte, Lazer e Juventude da Prefeitura Municipal de Curitiba. Entre 2002 e 2004, atuou como docente em cursos de Educação Física de faculdades particulares em Curitiba. Em 2005, implantou e coordenou o curso de Educação Física das Faculdades do Centro do Paraná (UCP) em Pitanga. Foi membro titular do Conselho Municipal dos Direitos da Pessoa Idosa (CMDPI) em Curitiba. Atuou como presidente do Departamento de Gerontologia da SBGG-PR e do Comitê de Ética em Pesquisa da Secretaria Municipal do Esporte, Lazer e Juventude de Curitiba.

Neila Maria de Souza Wendling é mestre em Educação Física pela Universidade Federal do Paraná (UFPR) e especialista em Fisiologia e Cinesiologia da Atividade Física e Saúde e em Musculação e Treinamento de Força pela Universidade Gama Filho. Tem Licenciatura Plena em Educação Física e graduação em Nutrição pela Universidade Federal do Paraná (UFPR). Trabalha como orientadora em esporte e lazer na Secretaria Municipal do Esporte, Lazer e Juventude de Curitiba. Fez parte da equipe do Programa Curitibativa e do Centro de Referência Qualidade de Vida e Movimento (CRQVM), responsável por pesquisar e promover ações educativas e incentivar a atividade física em Curitiba. Nesse grupo, trabalhou no Programa Idoso em Movimento, principalmente com a análise de pesquisas e instrumentos de avaliação física envolvendo idosos, incluindo a criação conjunta do Instrumento de Avaliação do Nível de Atividade Física de Idosos (Inafi). Participou do Subcomitê Científico local na *22nd IUHPE World Conference on Health Promotion*, realizada em Curitiba (2016), e da Comissão Científica do 11º Seminário Internacional sobre Atividades Físicas para a 3ª Idade (Siafti – 2011), também realizado em Curitiba. Trabalha com grupos de ginástica para terceira idade do Programa Idoso em Movimento da Prefeitura Municipal de Curitiba.

Impressão:
Fevereiro/2023